DIETA PALEO 2021

RECETAS DELICIOSAS Y ECONÓMICAS
PARA PRINCIPIANTES

TERESA VICARIO

Tabla de contenido

5

PECHUGA DE PAVO SALTEADA CON SALSA DE CEBOLLINO Y LANGOSTINOS

DEBERES: 30 minutos de cocción: 15 minutos rinde: 4 porciones FOTO

CORTAR LOS SOLOMILLOS DE PAVO POR LA MITAD HORIZONTALMENTE LO MÁS UNIFORMEMENTE POSIBLE, PRESIONE LIGERAMENTE HACIA ABAJO EN CADA UNO CON LA PALMA DE SU MANO, APLICANDO UNA PRESIÓN CONSTANTE, MIENTRAS CORTA LA CARNE.

¼ taza de aceite de oliva

2 solomillos de pechuga de pavo de 8 a 12 onzas, cortados por la mitad horizontalmente

¼ de cucharadita de pimienta negra recién molida

3 cucharadas de aceite de oliva

4 dientes de ajo picados

8 onzas de camarones medianos pelados y desvenados, sin colas y cortados por la mitad a lo largo

¼ de taza de vino blanco seco, caldo de huesos de pollo (ver receta), o caldo de pollo sin sal agregada

2 cucharadas de cebollino fresco cortado en tiras

½ cucharadita de cáscara de limón finamente rallada

1 cucharada de jugo de limón fresco

Fideos de calabaza y tomates (ver receta, a continuación) (opcional)

1. En una sartén extra grande, caliente 1 cucharada de aceite de oliva a fuego medio-alto. Agrega el pavo a la sartén; espolvorear con pimienta. Reduzca el fuego a medio. Cocine de 12 a 15 minutos o hasta que ya no esté rosado y los jugos salgan claros (165 ° F), volteando una vez a la mitad del tiempo de cocción. Retire los filetes de pavo de la sartén. Cubrir con papel de aluminio para mantener el calor.

2. Para la salsa, en la misma sartén caliente las 3 cucharadas de aceite a fuego medio. Agrega el ajo; cocine por 30 segundos. Agrega los camarones; cocine y revuelva por 1 minuto. Agregue el vino, las cebolletas y la cáscara de limón; cocine y revuelva por 1 minuto más o hasta que los camarones estén opacos. Retírelo del calor; agregue el jugo de limón. Para servir, vierta la salsa sobre los filetes de pavo. Si lo desea, sírvalo con fideos de calabaza y tomates.

Fideos de calabaza y tomates: Con un pelador de mandolina o juliana, corte 2 calabazas de verano amarillas en tiras en juliana. En una sartén grande, caliente 1 cucharada de aceite de oliva extra virgen a fuego medio-alto. Agrega las tiras de calabaza; cocine por 2 minutos. Agregue 1 taza de tomates uva en cuartos y ¼ de cucharadita de pimienta negra recién molida; cocine por 2 minutos más o hasta que la calabaza esté tierna pero crujiente.

PAVO ESTOFADO CON VERDURAS DE RAÍZ

DEBERES: 30 minutos de cocción: 1 hora 45 minutos rinde: 4 porciones

ESTE ES UNO DE ESOS PLATOS DESEA PREPARAR EN UNA FRESCA TARDE DE OTOÑO CUANDO TENGA TIEMPO PARA DAR UN PASEO MIENTRAS HIERVE A FUEGO LENTO EN EL HORNO. SI EL EJERCICIO NO DESPIERTA EL APETITO, EL MARAVILLOSO AROMA CUANDO ENTRAS POR LA PUERTA SIN DUDA LO HARÁ.

3 cucharadas de aceite de oliva

4 patas de pavo de 20 a 24 onzas

½ cucharadita de pimienta negra recién molida

6 dientes de ajo, pelados y triturados

1½ cucharaditas de semillas de hinojo, magulladas

1 cucharadita de pimienta de Jamaica entera, magullada *

1½ tazas de caldo de huesos de pollo (ver receta) o caldo de pollo sin sal agregada

2 ramitas de romero fresco

2 ramitas de tomillo fresco

1 hoja de laurel

2 cebollas grandes, peladas y cortadas en 8 gajos cada una

6 zanahorias grandes, peladas y cortadas en rodajas de 1 pulgada

2 nabos grandes, pelados y cortados en cubos de 1 pulgada

2 chirivías medianas, peladas y cortadas en rodajas de 1 pulgada **

1 raíz de apio, pelada y cortada en trozos de 1 pulgada

1. Precaliente el horno a 350 ° F. En una sartén grande, caliente el aceite de oliva a fuego medio-alto hasta que brille. Agrega 2 de las piernas de pavo. Cocine unos 8 minutos o hasta que las piernas estén doradas y crujientes por todos lados, volviéndolas a dorar uniformemente.

Transfiera las piernas de pavo a un plato; repita con las 2 patas de pavo restantes. Dejar de lado.

2. Agregue pimienta, ajo, semillas de hinojo y semillas de pimienta de Jamaica a la sartén. Cocine y revuelva a fuego medio durante 1 a 2 minutos o hasta que esté fragante. Agregue el caldo de huesos de pollo, el romero, el tomillo y la hoja de laurel. Deje hervir, revolviendo para raspar los trozos dorados del fondo de la sartén. Retire la sartén del fuego y reserve.

3. En un horno holandés extragrande con tapa hermética, combine las cebollas, las zanahorias, los nabos, las chirivías y la raíz de apio. Agrega el líquido de la sartén; revuelva para cubrir. Presione las piernas de pavo en la mezcla de verduras. Cubra con una tapa.

4. Hornee aproximadamente 1 hora y 45 minutos o hasta que las verduras estén tiernas y el pavo esté bien cocido. Sirva las piernas de pavo y las verduras en tazones grandes y poco profundos. Rocíe los jugos de la sartén por encima.

* Consejo: para machacar las semillas de pimienta de Jamaica y de hinojo, coloque las semillas en una tabla de cortar. Con el lado plano de un cuchillo de chef, presione hacia abajo para triturar ligeramente las semillas.

** Consejo: corte en cubos los trozos grandes de la parte superior de las chirivías.

PASTEL DE CARNE DE PAVO CON HIERBAS CON SALSA DE TOMATE DE CEBOLLA CARAMELIZADA Y GAJOS DE REPOLLO ASADO

DEBERES: 15 minutos de cocción: 30 minutos de horneado: 1 hora 10 minutos de reposo: 5 minutos rinde: 4 porciones

EL CLÁSICO PASTEL DE CARNE CON SALSA DE TOMATE ES DEFINITIVAMENTE EN EL MENÚ PALEO CUANDO EL KETCHUP (VER RECETA) ESTÁ LIBRE DE SAL Y AZÚCARES AÑADIDOS. AQUÍ, LA SALSA DE TOMATE SE MEZCLA JUNTO CON LAS CEBOLLAS CARAMELIZADAS, QUE SE APILAN ENCIMA DEL PASTEL DE CARNE ANTES DE HORNEAR.

- 1½ libras de pavo molido
- 2 huevos, ligeramente batidos
- ½ taza de harina de almendras
- ⅓ taza de perejil fresco cortado en tiras
- ¼ de taza de cebolletas en rodajas finas (2)
- 1 cucharada de salvia fresca cortada en tiras o 1 cucharadita de salvia seca, triturada
- 1 cucharada de tomillo fresco cortado en tiras o 1 cucharadita de tomillo seco, triturado
- ¼ de cucharadita de pimienta negra
- 2 cucharadas de aceite de oliva
- 2 cebollas dulces, cortadas por la mitad y en rodajas finas
- 1 taza de Ketchup Paleo (ver receta)
- 1 repollo de cabeza pequeña, cortado por la mitad, sin corazón y cortado en 8 gajos
- ½ a 1 cucharadita de pimiento rojo triturado

1. Precaliente el horno a 350 ° F. Cubra una fuente grande para hornear con papel pergamino; dejar de lado. En un tazón

grande combine el pavo molido, los huevos, la harina de almendras, el perejil, las cebolletas, la salvia, el tomillo y la pimienta negra. En la bandeja para hornear preparada, forme la mezcla de pavo en un pan de 8 × 4 pulgadas. Hornea por 30 minutos.

2. Mientras tanto, para el ketchup de cebolla caramelizada, en una sartén grande caliente 1 cucharada de aceite de oliva a fuego medio. Agrega las cebollas; cocine unos 5 minutos o hasta que las cebollas empiecen a dorarse, revolviendo con frecuencia. Reduce el calor a medio-bajo; cocine unos 25 minutos o hasta que estén dorados y muy suaves, revolviendo ocasionalmente. Retírelo del calor; agregue la salsa de tomate Paleo Ketchup.

3. Coloque un poco de salsa de tomate de cebolla caramelizada sobre el pan de pavo. Coloque las rodajas de repollo alrededor de la hogaza. Rocíe el repollo con la cucharada restante de aceite de oliva; espolvorear con pimiento rojo triturado. Hornee unos 40 minutos o hasta que un termómetro de lectura instantánea insertado en el centro de la barra registre 165 ° F, cubra con salsa de tomate de cebolla caramelizada adicional y voltee las rodajas de repollo después de 20 minutos. Deje reposar el pan de pavo durante 5 a 10 minutos antes de cortarlo.

4. Sirva el pan de pavo con las rodajas de repollo y el ketchup de cebolla caramelizada restante.

PAVO POSOLE

DEBERES: 20 minutos para asar: 8 minutos para cocinar: 16 minutos para: 4 porciones

LOS INGREDIENTES DE ESTA SOPA CALIENTE AL ESTILO MEXICANOSON MÁS QUE GUARNICIONES. EL CILANTRO AGREGA UN SABOR DISTINTIVO, EL AGUACATE APORTA CREMOSIDAD Y LAS PEPITAS TOSTADAS BRINDAN UN DELICIOSO CRUJIDO.

8 tomatillos frescos

1¼ a 1½ libras de pavo molido

1 pimiento rojo, sin semillas y cortado en tiras finas del tamaño de un bocado

½ taza de cebolla picada (1 mediana)

6 dientes de ajo picados (1 cucharada)

1 cucharada de condimento mexicano (ver receta)

2 tazas de caldo de huesos de pollo (ver receta) o caldo de pollo sin sal agregada

1 lata de 14.5 onzas de tomates asados al fuego sin sal agregada, sin escurrir

1 chile jalapeño o serrano, sin semillas y picado (ver inclinar)

1 aguacate mediano, cortado por la mitad, pelado, sin semillas y en rodajas finas

¼ de taza de pepitas sin sal, tostadas (ver inclinar)

¼ taza de cilantro fresco cortado en tiras

Rodajas de limón

1. Precaliente el asador. Retire las cáscaras de los tomatillos y deséchelos. Lave los tomatillos y córtelos en mitades. Coloque las mitades de tomatillo en la rejilla sin calentar de una asadera. Ase a 4 a 5 pulgadas del fuego durante 8 a 10 minutos o hasta que estén ligeramente carbonizados, volteando una vez a la mitad del asado. Deje enfriar un poco en una sartén sobre una rejilla de alambre.

2. Mientras tanto, en una sartén grande cocine el pavo, el pimiento dulce y la cebolla a fuego medio-alto durante 5 a 10 minutos o hasta que el pavo esté dorado y las verduras

tiernas, revolviendo con una cuchara de madera para romper la carne mientras se cocina. Escurre la grasa si es necesario. Agregue el ajo y el condimento mexicano. Cocine y revuelva por 1 minuto más.

3. En una licuadora, combine aproximadamente dos tercios de los tomatillos carbonizados y 1 taza de caldo de huesos de pollo. Cubra y mezcle hasta que quede suave. Agregue a la mezcla de pavo en la sartén. Agregue la 1 taza restante del caldo de huesos de pollo, los tomates sin escurrir y el chile. Pica en trozos grandes los tomatillos restantes; agregar a la mezcla de pavo. Llevar a ebullición; reducir el calor. Tape y cocine a fuego lento durante 10 minutos.

4. Para servir, sirva la sopa en tazones para servir poco profundos. Cubra con aguacate, pepitas y cilantro. Pase rodajas de lima para exprimirlas sobre la sopa.

CALDO DE HUESO DE POLLO

DEBERES: 15 minutos de asado: 30 minutos de cocción: 4 horas de enfriamiento: durante la noche hace: aproximadamente 10 tazas

PARA EL MEJOR SABOR MÁS FRESCO Y MÁS ALTO CONTENIDO DE NUTRIENTES: USE CALDO DE POLLO CASERO EN SUS RECETAS. (TAMPOCO CONTIENE SAL, CONSERVANTES NI ADITIVOS). ASAR LOS HUESOS ANTES DE HERVIR A FUEGO LENTO MEJORA EL SABOR. A MEDIDA QUE SE COCINAN LENTAMENTE EN LÍQUIDO, LOS HUESOS INFUNDEN AL CALDO MINERALES COMO CALCIO, FÓSFORO, MAGNESIO Y POTASIO. LA SIGUIENTE VARIACIÓN DE OLLA DE COCCIÓN LENTA HACE QUE SEA ESPECIALMENTE FÁCIL DE HACER. CONGÉLELO EN RECIPIENTES DE 2 Y 4 TAZAS Y DESCONGELE SOLO LO QUE NECESITE.

2 libras de alitas y lomos de pollo

4 zanahorias picadas

2 puerros grandes, solo las partes blancas y verde pálido, en rodajas finas

2 tallos de apio con hojas, picados en trozos grandes

1 chirivía, picada en trozos grandes

6 ramitas grandes de perejil italiano (de hoja plana)

6 ramitas de tomillo fresco

4 dientes de ajo, cortados por la mitad

2 cucharaditas de granos de pimienta negra enteros

2 clavos de olor enteros

Agua fría

1. Precaliente el horno a 425 ° F. Coloque las alitas de pollo y el lomo en una bandeja para hornear grande; Ase de 30 a 35 minutos o hasta que esté bien dorado.

2. Transfiera los trozos de pollo dorado y los trozos dorados acumulados en la bandeja para hornear a una olla grande. Agregue zanahorias, puerros, apio, chirivía, perejil, tomillo, ajo, granos de pimienta y clavo. Agregue suficiente agua fría (aproximadamente 12 tazas) a una olla grande para cubrir el pollo y las verduras. Llevar a fuego lento a fuego medio; ajuste el fuego para mantener el caldo a fuego lento muy lento, con burbujas apenas rompiendo la superficie. Tape y cocine a fuego lento durante 4 horas.

3. Colar el caldo caliente a través de un colador grande forrado con dos capas de estopilla húmeda 100% algodón. Deseche los sólidos. Cubra el caldo y enfríe durante la noche. Antes de usar, retire la capa de grasa de la parte superior del caldo y deséchelo.

Consejo: Para aclarar el caldo (opcional), en un tazón pequeño combine 1 clara de huevo, 1 cáscara de huevo triturada y ¼ de taza de agua fría. Revuelva la mezcla en el caldo colado en una olla. Vuelva a hervir. Retírelo del calor; déjelo reposar durante 5 minutos. Cuele el caldo caliente a través de un colador forrado con una doble capa fresca de estopilla 100% algodón. Enfríe y elimine la grasa antes de usar.

Instrucciones de la olla de cocción lenta: Prepare según las instrucciones, excepto en el Paso 2, coloque los ingredientes en una olla de cocción lenta de 5 a 6 cuartos de galón. Tape y cocine a fuego lento durante 12 a 14 horas. Continúe como se indica en el paso 3. Rinde aproximadamente 10 tazas.

ENSALADA DE ARÁNDANOS Y REMOLACHA ASADA

DEBERES: 25 minutos de asado: 30 minutos rinde: 4 porciones FOTO

ESTA ENSALADA ES UNA FUENTE INAGOTABLE DE NUTRICIÓN. CON REMOLACHA, COL RIZADA Y ARÁNDANOS, ESTÁ CARGADO DE ANTIOXIDANTES, HIERRO, CALCIO, VITAMINAS, MINERALES Y COMPUESTOS ANTIINFLAMATORIOS. SE CONVIERTE FÁCILMENTE DE UN ACOMPAÑAMIENTO EN UN PLATO PRINCIPAL; SOLO AGREGUE 4 ONZAS DE SALMÓN COCIDO, POLLO, CERDO O CARNE DE RES A CADA ENSALADA.

3 remolachas medianas (aproximadamente 12 onzas en total), cortadas, peladas y cortadas en cuartos

1 cucharada de aceite de oliva

1 cebolla pequeña, cortada en gajos finos

6 cucharadas de vinagre balsámico

6 cucharadas de aceite de oliva o aceite de linaza

½ cucharadita de tomillo o romero fresco cortado en tiras

3 tazas de lechuga romana fresca cortada

2 tazas de col rizada fresca cortada

½ taza de arándanos frescos

¼ de taza de avellanas, tostadas y picadas en trozos grandes *

1. Precaliente el horno a 425 ° F. En un molde para hornear de 15 × 10 × 1 pulgada, mezcle las rodajas de remolacha con 1 cucharada de aceite de oliva. Cubra con papel de aluminio. Ase durante 10 minutos. Retire el papel de aluminio; agregue las cebollas, revolviendo para combinar. Ase, sin tapar, unos 20 minutos más o hasta que la remolacha y la cebolla estén tiernas.

2. Para el aderezo, en una licuadora combine 2 de las rodajas de remolacha asadas, el vinagre, 6 cucharadas de aceite de oliva y el romero. Cubra y mezcle hasta que quede muy suave, raspando los lados del tazón según sea necesario.

3. Divida la lechuga romana y la col rizada en cuatro platos para servir. Cubra con las remolachas asadas restantes y la cebolla. Rocíe uniformemente con el aderezo. Espolvorea con arándanos y avellanas.

* Consejo: Para tostar las avellanas, precaliente el horno a 350 ° F. Extienda las nueces en una sola capa en una fuente para hornear poco profunda. Hornee de 8 a 10 minutos o hasta que esté ligeramente tostado, revolviendo una vez para tostar uniformemente. Enfríe un poco las nueces. Coloque las nueces tibias sobre un paño de cocina limpio; frote con la toalla para quitar las pieles sueltas.

SOPA DE ZANAHORIA Y CHIRIVÍA ASADA CON CRUTONES DE NUECES GARAM MASALA

DEBERES: 30 minutos de asado: 30 minutos de cocción: 10 minutos rinde: 8 porciones

SI TUS ZANAHORIAS SON DELGADAS Y FRESCASY LA PIEL ES RELATIVAMENTE FINA, REALMENTE NO HAY NECESIDAD DE PELARLOS. UN EXFOLIANTE VIGOROSO CON UN CEPILLO DE VERDURAS ES TODO LO QUE SE NECESITA. DE CUALQUIER MANERA, SIN EMBARGO, ESTÁ OBTENIENDO NUTRIENTES VALIOSOS COMO EL BETACAROTENO.

Aceite de oliva

1½ libras de zanahorias, peladas, si lo desea, y cortadas en trozos de 1½ pulgada

1½ libras de chirivías, peladas y cortadas en trozos de 1½ pulgada

2 manzanas Granny Smith, peladas y cortadas en trozos de 1½ pulgada

2 cebollas amarillas, cortadas en trozos de 1½ pulgada

2 cucharadas de aceite de oliva

1 cucharadita de curry en polvo

¼ de cucharadita de pimienta negra

1 cucharada de jengibre fresco rallado

6 tazas de caldo de huesos de pollo (ver receta), o caldo de pollo sin sal agregada

1 cucharadita de comino molido

Caldo de huesos de pollo, caldo de pollo sin sal agregada, agua o leche de coco sin azúcar (opcional)

"Crutones" de nueces Garam Masala (ver receta, a la derecha)

1. Precaliente el horno a 400 ° F. Unte una bandeja para hornear con borde extra grande con aceite de oliva. En un tazón extra grande combine las zanahorias, las chirivías, las manzanas y las cebollas. En un tazón pequeño, combine las 2 cucharadas de aceite de oliva, ½ cucharadita de curry en polvo y la pimienta. Vierta sobre verduras y manzanas; revuelva para cubrir. Extienda las verduras y las manzanas en una sola capa sobre la bandeja para hornear preparada. Ase durante 30 a 40 minutos o hasta que las verduras y las manzanas estén muy tiernas.

2. Trabajando en tres tandas, coloque un tercio de la mezcla de verduras y manzana y todo el jengibre en un procesador de alimentos o licuadora; agregue 2 tazas de caldo de huesos de pollo. Cubra y procese hasta que quede suave; transferir a una cacerola grande. Repita con la mezcla restante de verduras y manzana y 4 tazas más de caldo. Agregue la ½ cucharadita restante de curry en polvo y el comino a la mezcla de puré. Llevar a ebullición; reducir el calor. Cocine a fuego lento, sin tapar, durante 10 minutos para fusionar los sabores. Si la sopa está demasiado

espesa, diluya con más caldo, agua o leche de coco. Adorne cada porción con 1 cucharada de Crutones de Nueces Garam Masala.

"Crutones" de nueces Garam Masala: Precaliente el horno a 300 ° F. Unte ligeramente una bandeja para hornear con borde con aceite de oliva. En un tazón mediano, mezcle 1 clara de huevo, ½ cucharadita de vainilla, ½ cucharadita de garam masala o especias para pastel de manzana y una pizca de pimienta de cayena. Agregue 1 taza de almendras en rodajas. Extienda sobre el molde preparado. Hornee durante 15 a 25 minutos o hasta que las nueces estén doradas, revolviendo cada 5 minutos. Déjelo enfriar completamente. Rompe los trozos grandes. Almacene en un recipiente tapado hasta por 1 semana. Rinde 1 taza.

SOPA CREMOSA DE RAÍZ DE APIO CON ACEITE DE HIERBAS

DEBERES: 15 minutos de cocción: 30 minutos rinde: 4 porciones <u>FOTO</u>

LA HUMILDE RAÍZ DE APIO, A VECES LLAMADA APIO NABO—ES NUDOSO Y RETORCIDO Y, SINCERAMENTE, TIENE UN ASPECTO UN POCO RARO. PERO DEBAJO DE LA CÁSCARA LEÑOSA HAY UNA RAÍZ CRUJIENTE CON SABOR A NUEZ QUE, CUANDO SE COCINA CON CALDO DE POLLO Y SE HACE PURÉ, PRODUCE UNA SOPA CREMOSA, SEDOSA Y DE SABOR LIMPIO. UNA LLOVIZNA DE ACEITE DE OLIVA CON HIERBAS REALZA PERO NO ABRUMA SU DELICIOSO SABOR.

1 cucharada de aceite de oliva

1 puerro, en rodajas (solo partes blancas y verde claro)

4 tazas de caldo de huesos de pollo (ver <u>receta</u>) o caldo de pollo sin sal agregada

½ de una raíz de apio mediana (aproximadamente 10 onzas), pelada y cortada en cubos de 1 pulgada

½ de una cabeza de coliflor, sin corazón y partida en floretes

¼ de taza de perejil italiano (de hoja plana) empacado

¼ de taza de hojas de albahaca compactas

¼ taza de aceite de oliva

1 cucharada de jugo de limón fresco

¼ de cucharadita de pimienta negra

1. En una cacerola grande calienta 1 cucharada de aceite de oliva a fuego medio. Agregue el puerro; cocine de 4 a 5 minutos o hasta que estén tiernos. Agregue el caldo de huesos de pollo, la raíz de apio y la coliflor. Llevar a ebullición; reducir el calor. Tape y cocine a fuego lento durante 20 a 25 minutos o hasta que las verduras estén tiernas. Retírelo del calor; enfriar un poco.

2. Mientras tanto, para el aceite de hierbas, en un procesador de alimentos o licuadora combine el perejil, la albahaca y ¼ de taza de aceite de oliva. Cubra y procese o mezcle hasta que esté bien combinado y las hierbas estén en trozos muy pequeños. Vierta el aceite a través de un colador de malla fina en un tazón pequeño, presionando las hierbas con el dorso de una cuchara para extraer la mayor cantidad de aceite posible. Deseche las hierbas; dejar el aceite de hierbas a un lado.

3. Transfiera la mitad de la mezcla de raíz de apio al procesador de alimentos o licuadora. Cubra y procese o mezcle hasta que quede suave. Vierta en un tazón grande. Repita con la mezcla de raíz de apio restante. Regrese toda la mezcla a la cacerola. Agregue el jugo de limón y la pimienta; calor a través.

4. Sirva la sopa en tazones. Rocíe con aceite de hierbas.

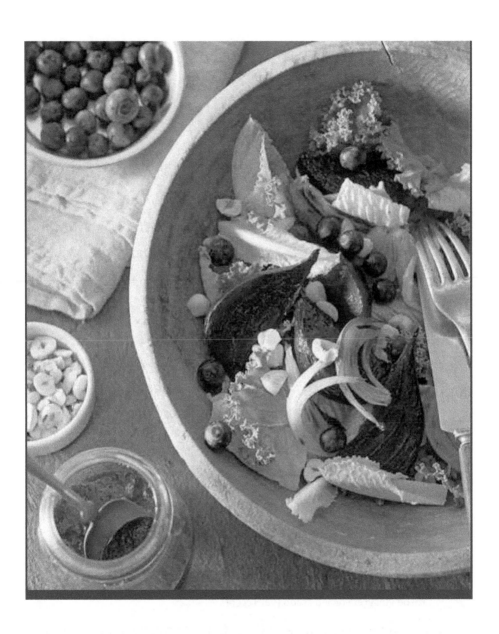

ENSALADA DE CALABAZA DELICATA ASADA Y ESPINACAS

DEBERES: 15 minutos de asado: 12 minutos rinde: 4 porciones

AUNQUE LA CALABAZA DELICATA PERTENECE A LA MISMA ESPECIE COMO LA CALABAZA DE VERANO, COMO EL CALABACÍN Y LA CALABAZA AMARILLA, EN REALIDAD ES UNA CALABAZA DE INVIERNO. SU PIEL DE COLOR AMARILLO PÁLIDO ESTÁ ACENTUADA POR HERMOSAS RAYAS VERDES. LA TIERNA PULPA AMARILLA SABE UN POCO COMO UN CRUCE ENTRE BATATAS Y CALABAZA. CUANDO SE COCINA, LA PIEL FINA ES APENAS PERCEPTIBLE, POR LO QUE NO ES NECESARIO PELARLA.

3 calabazas delicata (alrededor de 2 libras en total)

2 manojos de cebolletas, cortadas en trozos de 1 pulgada

2 cucharadas de aceite de oliva

⅛ cucharadita de pimienta negra

1 cucharada de condimento de hierbas de limón (ver receta)

8 onzas de espinacas tiernas frescas

⅓ taza de pepitas tostadas (pipas de calabaza)

½ taza de vinagreta de ajo asado (ver receta)

1. Precaliente el horno a 450 ° F. Corte la calabaza por la mitad a lo largo, quite las semillas y córtela en trozos de ¼ de pulgada de grosor. En un tazón grande combine la

calabaza, las cebolletas, el aceite de oliva, la pimienta y el condimento de hierbas de limón; revuelva para cubrir. Extienda la mezcla de calabaza en un molde para hornear grande. Ase unos 12 minutos o hasta que estén tiernos y ligeramente dorados, revolviendo una vez. Deja enfriar por 2 minutos.

2. En un tazón extra grande combine la mezcla de calabaza asada, las espinacas y las semillas de calabaza. Rocíe la ensalada con vinagreta de ajo asado. Mezclar suavemente para cubrir.

ENSALADA CRUJIENTE DE BRÓCOLI

DEBERES: 15 minutos de enfriamiento: 1 hora rinde: 4 a 6 porciones

ESTO SE PARECE A UNA ENSALADA DE BRÓCOLI MUY POPULAR.QUE APARECE EN LAS BARBACOAS Y COMIDAS COMPARTIDAS DE VERANO, Y DESAPARECE CON LA MISMA RAPIDEZ. ESTA VERSIÓN ES PURA PALEO. TODOS LOS ELEMENTOS ESTÁN AHÍ, CRUJIENTES, CREMOSOS Y DULCES, PERO NO HAY AZÚCAR PROCESADA EN EL ADEREZO Y EL AHUMADO PROVIENE DEL CONDIMENTO AHUMADO SIN SAL EN LUGAR DEL TOCINO, QUE ESTÁ CARGADO DE SODIO.

¾ taza de Paleo Mayo (ver receta)

1½ cucharaditas de condimento ahumado (ver receta)

3 cucharaditas de cáscara de naranja finamente rallada

5 cucharaditas de jugo de naranja natural

5 cucharaditas de vinagre de vino blanco

1 manojo de brócoli, cortado en floretes pequeños (alrededor de 5 tazas)

⅓ taza de pasas sin azufre

¼ de taza de cebolla morada picada

¼ taza de semillas de girasol tostadas sin sal o almendras en rodajas

1. Para el aderezo, en un tazón pequeño mezcle la Paleo Mayo, el condimento ahumado, la cáscara de naranja, el jugo de naranja y el vinagre; dejar de lado.

2. En un tazón grande mezcle el brócoli, las pasas, la cebolla y las semillas de girasol. Vierta el aderezo sobre la mezcla de brócoli; revuelva bien para combinar. Cubra y refrigere durante al menos 1 hora antes de servir.

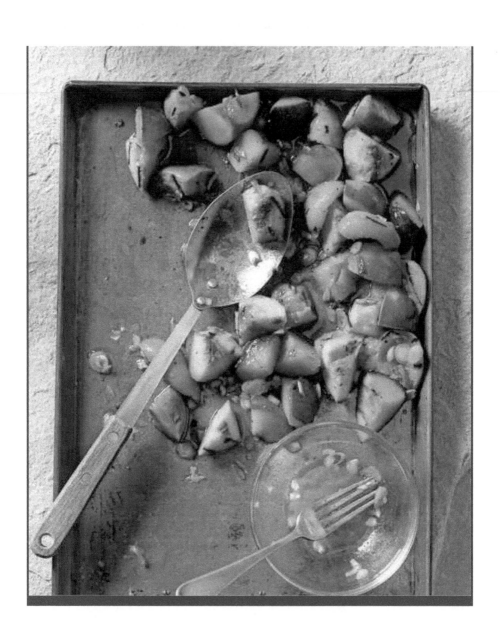

ENSALADA DE FRUTAS A LA PARRILLA CON VINAGRETA DE CEBOLLETA

DEBERES: 15 minutos grill: 6 minutos frío: 30 minutos rinde: 6 porciones FOTO

AL CREAR UN SABOR INTERESANTE, SON LAS PEQUEÑAS COSASESE RECUENTO. LA VINAGRETA DE CEBOLLETA PARA ESTA ENSALADA DE FRUTAS DE HUESO ESTÁ HECHA CON ACEITE DE OLIVA, CAYENA, CEBOLLETAS Y EL JUGO DE UNA MANDARINA QUE SE ASA A LA PARRILLA ANTES DE EXPRIMIRLA, LO QUE LE DA UN TOQUE AHUMADO E INTENSIFICA EL SABOR DE LA MANDARINA.

2 duraznos, cortados por la mitad a lo largo y sin hueso

2 ciruelas, cortadas a la mitad a lo largo y sin hueso

3 albaricoques, cortados por la mitad a lo largo y sin hueso

1 mandarina o naranja, cortada a la mitad transversalmente

½ cucharadita de pimienta negra

½ cucharadita de pimentón

3 a 4 cucharadas de aceite de oliva

2 cebolletas, en rodajas finas

¼ a ½ cucharadita de pimienta de cayena o pimentón

1. En una bandeja para hornear grande, coloque los melocotones, las ciruelas, los albaricoques y la mandarina, cortados con los lados hacia arriba. Espolvorear con

pimienta negra y ½ cucharadita de pimentón. Rocíe con 1 o 2 cucharadas de aceite de oliva, cubriendo la fruta de manera uniforme.

2. Para una parrilla de carbón o gas, coloque la fruta, con los lados cortados hacia abajo, en una rejilla para parrilla directamente a fuego medio. Tape y cocine a la parrilla durante 6 minutos o hasta que se quemen y se ablanden un poco, volteando una vez a la mitad de la parrilla. Deje enfriar la fruta hasta que sea fácil de manipular. Pique en trozos grandes los duraznos, las ciruelas y los albaricoques; dejar de lado.

3. Para el aderezo, exprima el jugo de las mitades de mandarina en un tazón pequeño (deseche las semillas). Agregue las cebolletas, las 2 cucharadas restantes de aceite de oliva y la pimienta de cayena al jugo de mandarina; batir para combinar. Justo antes de servir, mezcle la fruta asada con el aderezo.

COLIFLOR CRUJIENTE AL CURRY

HECHO DE COLIFLOR CRUDA, ESTE ES UN GRAN PLATO PARA LLEVAR A UNA COMIDA COMPARTIDA. ES ECONÓMICO, RINDE UNA GENEROSA CANTIDAD DE PORCIONES Y LA GENTE SE ENTUSIASMA CON ÉL (LO SABEMOS POR NUESTRAS PROPIAS PRUEBAS DE RECETAS). AÚN MEJOR, SE PUEDE RECUPERAR CON UN DÍA DE ANTICIPACIÓN. SIMPLEMENTE ESPERE AGREGAR EL CILANTRO, LAS PEPITAS Y LAS PASAS HASTA JUSTO ANTES DE SERVIR.

1 cabeza de coliflor (alrededor de 2 libras) *

⅓ taza de aceite de oliva

⅓ taza de jugo de limón fresco (de 2 limones)

⅓ taza de chalotas picadas

1 cucharada de curry amarillo en polvo

1 cucharadita de semillas de comino, tostadas (ver inclinar)

½ taza de cilantro fresco cortado en tiras

½ taza de pepitas (semillas de calabaza) o almendras en rodajas, tostadas (ver inclinar)

½ taza de pasas doradas sin azufre

1. Quite las hojas exteriores de la coliflor y corte el tallo. Coloque, con el tallo hacia abajo, sobre una tabla de cortar. Cortar en rodajas muy finas, de arriba hacia abajo.

(Algunas piezas se desmoronarán). Coloque la coliflor en un tazón grande para mezclar; romper los pedazos grandes. (Debería tener alrededor de 6 tazas de coliflor).

2. En un tazón pequeño, mezcle el aceite de oliva, el jugo de limón, las chalotas, el curry en polvo y las semillas de comino. Vierta la mezcla sobre la coliflor; revuelva para cubrir. Deje reposar de 10 a 15 minutos, revolviendo ocasionalmente.

3. Justo antes de servir, agregue el cilantro, las pepitas y las pasas.

* Nota: la coliflor Romanesco se puede utilizar aquí, aunque no está tan disponible como la coliflor convencional.

Instrucciones para preparar con anticipación: Prepare la ensalada a través del Paso 2. Cubra y enfríe hasta 24 horas, revolviendo ocasionalmente. Justo antes de servir, agregue el cilantro, las pepitas y las pasas.

ENSALADA WALDORF NEOCLÁSICA

DEBERES: 20 minutos frío: 1 hora rinde: 4 a 6 porciones

ENSALADA CLÁSICA WALDORF FUE CREADA EN EL HOTEL WALDORF ASTORIAEN NUEVA YORK. EN SU FORMA MÁS PURA ES UNA COMBINACIÓN DE MANZANAS, APIO Y MAYONESA. MÁS TARDE SE AGREGARON NUECES Y, A VECES, PASAS. ESTA VERSIÓN RENOVADA ESTÁ HECHA CON PERAS Y PERAS ASIÁTICAS, QUE TIENEN UNA TEXTURA SIMILAR A LA DE LAS MANZANAS, Y ADORNADA CON CEREZAS SECAS, HIERBAS Y NUECES TOSTADAS.

2 peras maduras y firmes (como Bosc o Anjou), sin corazón y cortadas en cubitos

2 peras asiáticas sin corazón y cortadas en cubitos

2 cucharadas de jugo de lima

2 tallos de apio en rodajas

¾ taza de cerezas ácidas o arándanos secos sin azúcar

1 cucharada de estragón fresco cortado en tiras

1 cucharada de perejil italiano fresco (de hoja plana) cortado en tiras

¼ de taza de crema de anacardos (ver receta)

2 cucharadas de Paleo Mayo (ver receta)

½ taza de nueces tostadas picadas (ver inclinar)

1. En un tazón grande, mezcle las peras y las peras asiáticas con el jugo de limón, el apio, las cerezas y las hierbas para combinar.

33

2. En un tazón pequeño, mezcle la Crema de Anacardos y la Paleo Mayo; vierta sobre la mezcla de peras y revuelva suavemente para cubrir. Refrigere por 1 hora para permitir que los sabores se mezclen. Espolvorea la ensalada con nueces antes de servir.

CORAZONES DE LECHUGA ROMANA A LA PARRILLA CON ADEREZO DE DIOSA VERDE ALBAHACA

DEBERES: 15 minutos grill: 6 minutos rinde: 6 porciones FOTO

ESTA ES UNA ENSALADA DE BISTEC CON CUCHILLO Y TENEDOR. LOS CORAZONES DE LECHUGA ROMANA SON LO SUFICIENTEMENTE RESISTENTES COMO PARA RESISTIR LA PARRILLA, Y LA COMBINACIÓN DE LECHUGA CRUJIENTE Y LIGERAMENTE CARBONIZADA Y ADEREZO CREMOSO DE HIERBAS ES SIMPLEMENTE EXCEPCIONAL. ES EL ACOMPAÑAMIENTO PERFECTO PARA UN BIFE A LA PARRILLA.

½ taza de Paleo Mayo (ver receta)

½ taza de albahaca fresca cortada

¼ taza de perejil fresco cortado en tiras

2 cucharadas de cebollino fresco cortado en tiras

3 cucharadas de aceite de oliva

2 cucharadas de jugo de limón fresco

1 cucharada de vinagre de vino blanco

3 corazones de lechuga romana, cortados por la mitad a lo largo

1 taza de tomates cherry o uva, cortados por la mitad

Pimienta negra molida

Albahaca fresca cortada (opcional)

1. Para aderezar, en un procesador de alimentos o licuadora combine Paleo Mayo, ½ taza de albahaca, perejil, cebollino, 2 cucharadas de aceite de oliva, jugo de limón y vinagre. Cubra y procese o mezcle hasta que quede suave y de color verde claro. Cubra y enfríe hasta que se necesite.

2. Rocíe la cucharada restante de aceite de oliva sobre los corazones de lechuga romana cortados por la mitad. Use sus manos para frotar el aceite uniformemente por todos los lados.

3. Para una parrilla de carbón o gas, coloque la lechuga romana, con los lados cortados hacia abajo, en una parrilla directamente a fuego medio. Tape y cocine a la parrilla unos 6 minutos o hasta que la lechuga romana esté ligeramente chamuscada, volteando una vez a la mitad de la parrilla.

4. Para servir, vierta el aderezo sobre la lechuga romana a la parrilla. Cubra con tomates cherry, pimienta molida y, si lo desea, albahaca cortada adicional.

ENSALADA DE RÚCULA Y HIERBAS CON HUEVOS ESCALFADOS

EMPEZAR A ACABAR: 20 minutos rinde: 4 porciones FOTO

EL VINAGRE AGREGADO AL AGUA DE CAZA FURTIVA. PARA LOS HUEVOS AYUDA A QUE LOS BORDES DE LAS CLARAS SE COAGULEN RÁPIDAMENTE PARA QUE MANTENGAN MEJOR SU FORMA DURANTE LA COCCIÓN.

6 tazas de rúcula

2 cucharadas de estragón fresco cortado en tiras

2 cucharaditas de tomillo fresco cortado en tiras

3 a 4 cucharadas de vinagreta francesa clásica (ver receta)

1 taza de tomates cherry o uva en cuartos

3 rábanos grandes

4 tazas de agua

1 cucharada de vinagre de sidra

4 huevos

Pimienta negra molida

1. Para la ensalada, en una ensaladera grande combine la rúcula, el estragón y el tomillo. Rocíe con 2 a 3 cucharadas de la vinagreta francesa clásica; revuelva para cubrir. Divida la ensalada en cuatro platos para servir. Cubra con tomates; dejar las ensaladas a un lado.

2. Retire y deseche la parte superior y las raíces de los rábanos; rallar los rábanos. Reserva los rábanos.

3. En una sartén grande combine el agua y el vinagre. Llevar a ebullición. Reduzca el fuego a fuego lento (pequeñas burbujas romperán la superficie). Rompe un huevo en una taza de crema pastelera y deslízalo suavemente en la mezcla de agua. Repita con los huevos restantes, espaciando para que no se toquen. Cocine a fuego lento, sin tapar, durante unos 3 minutos o hasta que las claras estén listas y las yemas estén empezando a espesarse. Retire cada huevo con una espumadera y colóquelo encima de una ensalada. Rocíe las ensaladas con la vinagreta restante de 1 cucharada. Adorne con rábano rallado y espolvoree con pimienta. Servir inmediatamente.

ENSALADA HEIRLOOM DE TOMATE Y SANDÍA CON CHORRITO DE PIMIENTA ROSA

EMPEZAR A ACABAR: 30 minutos rinde: 6 porciones FOTO

ESTO ES VERANO EN UN CUENCO—JUGOSOS TOMATES MADUROS RELIQUIA Y SANDÍA. EL USO DE UNA MEZCLA DE TOMATES RELIQUIA —LO QUE SEA QUE ESTÉ CULTIVANDO EN SU JARDÍN, CONSÍGALO EN SU CAJA DE CSA O COMPRE EN EL MERCADO DE AGRICULTORES— HARÁ UNA PRESENTACIÓN HERMOSA.

1 sandía en miniatura sin semillas (4 a 4½ libras)

4 tomates reliquia grandes

¼ de cebolla morada, cortada en rodajas finas como el papel

¼ de taza de hojas de menta fresca sin apretar

¼ taza de gasa de albahaca *

¼ taza de aceite de oliva

2 cucharadas de jugo de limón fresco

1½ cucharaditas de granos de pimienta rosa

1. Quite la cáscara de la sandía; corte el melón en trozos de 1 pulgada. Tomates de tallo y corazón; cortar en gajos. En una fuente grande para servir o en un tazón grande, combine los trozos de sandía y las rodajas de tomate;

39

revuelva para combinar. Espolvorea con gasa de cebolla, menta y albahaca.

2. Para aderezar, en un frasco pequeño con tapa hermética combine el aceite de oliva, el jugo de limón y los granos de pimienta. Cubra y agite vigorosamente para combinar. Rocíe sobre la ensalada de tomate y sandía. Sirve a temperatura ambiente.

* Nota: Para una gasa, apile las hojas de albahaca una encima de la otra y enrolle bien. Cortar el rollo en rodajas finas y luego separar la albahaca en tiras finas.

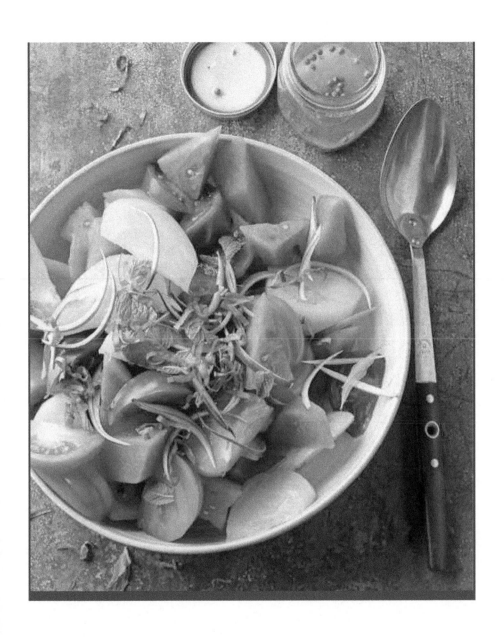

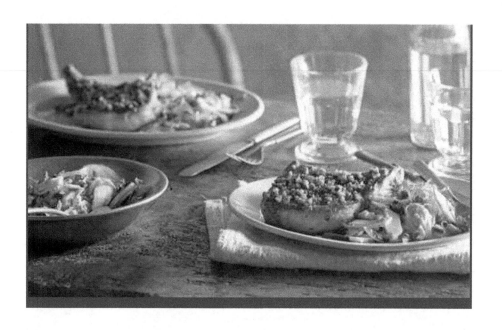

ENSALADA DE COLES DE BRUSELAS Y MANZANA

DEBERES: 10 minutos de reposo: 10 minutos rinde: 6 porciones FOTO

LAS GRANADAS ESTÁN EN TEMPORADA EN OTOÑO E INVIERNO.PUEDES COMPRAR LA FRUTA ENTERA Y EXTRAER LAS SEMILLAS. O BUSQUE SOLO LAS SEMILLAS, TAMBIÉN LLAMADAS ARILOS, EN PEQUEÑOS RECIPIENTES EN LA SECCIÓN DE PRODUCTOS. SI LAS GRANADAS NO ESTÁN EN TEMPORADA, BUSQUE SEMILLAS LIOFILIZADAS SIN AZÚCAR PARA AGREGAR CRUJIENTE Y COLOR A ESTA ENSALADA.

12 onzas de coles de Bruselas, sin hojas cortadas y descoloridas

1 manzana Fuji o Pink Lady, sin corazón y en cuartos

½ taza de vinagreta de cítricos brillante (ver receta)

⅓ taza de semillas de granada

⅓ taza de arándanos, grosellas o cerezas secos sin azúcar agregada

⅓ taza de nueces picadas, tostadas (ver inclinar)

1. Corte las coles de Bruselas y la manzana en un procesador de alimentos equipado con una cuchilla para rebanar.

2. Transfiera las coles de Bruselas y la manzana a un tazón grande para mezclar. Rocíe con vinagreta de cítricos brillante; revuelva para mezclar. Deje reposar durante 10 minutos, revolviendo ocasionalmente. Agregue las

43

semillas de granada y los arándanos. Cubra con nueces; servir inmediatamente.

ENSALADA DE COLES DE BRUSELAS AFEITADAS

EMPEZAR A ACABAR: 15 minutos rinde: 6 porciones

LOS LIMONES MEYER SON UNA CRUZ ENTRE UN LIMÓN Y UNA NARANJA. SON MÁS PEQUEÑOS QUE LOS LIMONES NORMALES Y SU JUGO ES MÁS DULCE Y NO TAN ÁCIDO. SE HAN VUELTO MUCHO MÁS FÁCILES DE ENCONTRAR EN LOS ÚLTIMOS AÑOS, PERO SI NO PUEDE ENCONTRARLOS, LOS LIMONES NORMALES FUNCIONAN BIEN.

1 libra de coles de Bruselas, cortadas y sin hojas descoloridas

1 taza de nueces tostadas, picadas en trozos grandes (ver inclinar)

⅓ taza de jugo de limón Meyer fresco o jugo de limón regular

⅓ taza de aceite de nuez o aceite de oliva

1 diente de ajo picado

¼ de cucharadita de pimienta negra recién molida

1. Cortar las coles de Bruselas en rodajas muy finas en un robot de cocina con cuchilla para rebanar. Transfiera los brotes a un tazón grande; agregue nueces tostadas.

2. Para aderezar en un tazón pequeño, mezcle el jugo de limón, el aceite, el ajo y la pimienta. Vierta sobre la ensalada y mezcle para combinar.

ENSALADA MEXICANA

DEBERES: 20 minutos de reposo: 2 a 4 horas rinde: 4 porciones

HAY ALGUNOS PRODUCTOS DE CONVENIENCIA.QUE SE PUEDE INTEGRAR EN THE PALEO DIET®, Y LA ENSALADA DE ENSALADA DE BRÓCOLI ENVASADA ES UNO DE ELLOS. EL TIPO MÁS COMÚN ES UNA MEZCLA DE BRÓCOLI RALLADO, ZANAHORIAS Y COL LOMBARDA. SI ESOS SON LOS ÚNICOS INGREDIENTES EN LA ETIQUETA, NO DUDE EN USARLOS. PUEDE AHORRARLE TIEMPO, Y TODOS PODEMOS USAR MÁS DE ESO.

1 cebolla morada pequeña, cortada por la mitad y en rodajas finas

¼ taza de vinagre de sidra

1½ tazas de brócoli rallado (ensalada de ensalada de brócoli empaquetada)

½ taza de jícama pelada en tiras muy finas del tamaño de un bocado

½ taza de tomates cherry o uva, cortados por la mitad

2 cucharadas de cilantro fresco cortado en tiras

2 cucharadas de aceite de aguacate

1 cucharadita de condimento mexicano (ver receta)

1 aguacate mediano, cortado por la mitad, sin semillas, pelado y picado

1. En un tazón pequeño combine la cebolla morada y el vinagre. Mezcle para cubrir. Presiona las rodajas de cebolla con el dorso de un tenedor. Tape y deje reposar a temperatura ambiente durante 2 a 4 horas, revolviendo ocasionalmente.

2. En un tazón grande combine el brócoli, la jícama y los tomates. Con una espumadera, transfiera la cebolla al bol con la mezcla de brócoli, reservando el vinagre. Revuelve para combinar.

3. Para el aderezo, coloque 3 cucharadas del vinagre reservado en un tazón (deseche el vinagre restante). Agregue el cilantro, el aceite de aguacate y el condimento mexicano. Rocíe sobre la mezcla de brócoli, revolviendo para cubrir.

4. Agregue suavemente el aguacate; servir inmediatamente.

ENSALADA DE HINOJO

EMPEZAR A ACABAR: 20 minutos rinde: 4 a 6 porciones

EL ESTRAGÓN Y EL HINOJO TIENEN UN ANÍS. O SABOR A REGALIZ. SI PREFIERE TENER UN POCO MENOS DE ESO, SUSTITUYA EL PEREJIL FRESCO CORTADO POR EL ESTRAGÓN.

2 bulbos pequeños de hinojo, con las puntas recortadas y en rodajas muy finas en forma transversal *

2 tallos de apio, en rodajas muy finas en diagonal

1 manzana mediana de piel roja, como Gala o Honeycrisp, cortada en juliana

¼ taza de aceite de oliva

3 cucharadas de vinagre de champán o vinagre de vino blanco

¼ de cucharadita de pimienta negra

2 a 3 cucharadas de estragón fresco cortado en tiras

1. Para la ensalada, en un tazón grande combine el hinojo, el apio y la manzana; dejar de lado.

2. Para aderezar, en un tazón pequeño combine el aceite de oliva, el vinagre y la pimienta negra. Vierta sobre repollo; revuelva para combinar. Espolvorea con estragón y vuelve a mezclar.

* Consejo: Para cortar el hinojo en rodajas muy finas, utilice una mandolina. Un pelador o rebanador en juliana es útil para cortar la manzana en tiras en juliana.

48

ENSALADA CREMOSA DE ZANAHORIA Y COLINABO

DEBERES: 20 minutos de enfriamiento: 4 a 6 horas rinde: 4 porciones

COLINABO PARECE ESTAR EN LA MISMA POSICIÓNLAS COLES DE BRUSELAS ESTABAN HACE UNOS AÑOS, AL BORDE DE UN RENACIMIENTO DEBIDO A COCINEROS INNOVADORES Y COMEDORES CONSCIENTES DE LA SALUD EN TODAS PARTES. ESTE PARIENTE BULBOSO DEL REPOLLO ES CRUJIENTE Y JUGOSO Y SE PUEDE COMER CRUDO O COCIDO. AQUÍ, SE DESMENUZA Y SE MEZCLA EN UNA ENSALADA DE REPOLLO CRUJIENTE, PERO TAMBIÉN SE COCINA MARAVILLOSAMENTE CON RAÍZ DE APIO O ZANAHORIAS Y SE HACE PURÉ, O INCLUSO SE CORTA EN PALITOS GRUESOS COMO PAPAS FRITAS CASERAS, SE FRÍE EN ACEITE DE OLIVA Y SE SAZONA CON LA MEZCLA DE SU ELECCIÓN (CONSULTE"MEZCLAS DE CONDIMENTOS").

½ taza de Paleo Mayo (ver receta)

2 cucharadas de vinagre de sidra de manzana

½ cucharadita de semillas de apio

½ cucharadita de pimentón

½ cucharadita de pimienta negra

2 libras de colinabo pequeño a mediano, pelado y desmenuzado

3 zanahorias medianas, ralladas en trozos grandes

1 pimiento rojo, cortado por la mitad, sin semillas y en rodajas muy finas

Perejil fresco cortado (opcional)

1. En un tazón grande, mezcle Paleo Mayo, vinagre, semillas de apio, pimentón y pimienta. Incorpore suavemente el colinabo, las zanahorias y el pimiento dulce.

2. Cubra y enfríe de 4 a 6 horas. Revuelva bien antes de servir. Si lo desea, espolvoree con perejil.

ENSALADA DE ZANAHORIA CON ESPECIAS

EMPEZAR A ACABAR: 20 minutos rinde: 4 porciones FOTO

ESTA ENSALADA DE ZANAHORIA DE INSPIRACIÓN NORTEAFRICANA NO PODRÍA SER MÁS SENCILLO DE HACER, PERO LOS SABORES Y TEXTURAS SON COMPLEJOS Y MARAVILLOSOS. PRUÉBALO CON POLLO ASADO CON AZAFRÁN Y LIMÓN (VER RECETA) O CHULETAS DE CORDERO A LA FRANCESA CON CHUTNEY DE GRANADA Y DÁTILES (VER RECETA).

¼ taza de perejil fresco cortado en tiras

½ cucharadita de cáscara de limón finamente rallada

¼ taza de jugo de limón fresco

2 cucharadas de aceite de oliva

¼ de cucharadita de comino molido

¼ de cucharadita de canela molida

¼ de cucharadita de pimentón ahumado

¼ de cucharadita de pimiento rojo triturado

2 tazas de zanahorias ralladas en trozos grandes

½ taza de dátiles sin azúcar picados y sin hueso

¼ de taza de cebolletas en rodajas

¼ taza de pistachos crudos sin sal picados

1. En un tazón grande combine el perejil, la cáscara de limón, el jugo de limón, el aceite de oliva, el comino, la canela, el pimentón y el pimiento rojo triturado. Agregue las zanahorias, los dátiles y las cebolletas; revuelva para cubrir con el aderezo.

2. Justo antes de servir, espolvoree la ensalada con los pistachos.

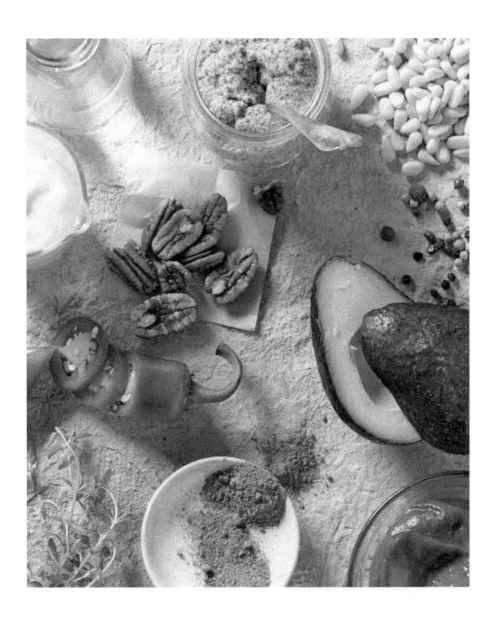

PESTO DE RÚCULA

2 tazas de hojas de rúcula bien compactas

⅓ taza de nueces, tostadas *

1 cucharada de cáscara de limón finamente rallada (de 2 limones)

1 diente de ajo

½ taza de aceite de nuez

¼ a ½ cucharadita de pimienta negra

1. En un procesador de alimentos combine la rúcula, las nueces, la cáscara de limón y el ajo. Pulse hasta que esté picado en trozos grandes. Con el procesador en funcionamiento, vierta el aceite de nuez en un chorro fino en el tazón. Sazone con pimienta.

2. Úselo inmediatamente o divídalo en las porciones deseadas y congele hasta por 3 meses en recipientes bien tapados.

* Consejo: para tostar nueces, extiéndalas en una sola capa sobre una bandeja para hornear con borde. Hornee en un horno a 375 ° F durante 5 a 10 minutos o hasta que esté ligeramente tostado, revolviendo las nueces o agitando la sartén una o dos veces. Deje enfriar completamente antes de usar.

PESTO DE ALBAHACA

DE PRINCIPIO A FIN: 15 MINUTOS HACE: 1½ TAZAS

2 tazas de hojas de albahaca frescas empaquetadas

1 taza de perejil fresco de hoja plana empacado

3 dientes de ajo

½ taza de piñones tostados (ver inclinar, sobre)

1 taza de aceite de oliva

¼ de cucharadita de pimienta negra recién molida

1. En un procesador de alimentos combine la albahaca, el perejil, el ajo y los piñones. Pulse hasta que esté picado en trozos grandes. Con el procesador en funcionamiento, vierte el aceite de oliva en un chorro fino en el bol. Sazone con pimienta.

2. Úselo inmediatamente o congélelo en las porciones deseadas hasta por 3 meses en recipientes bien tapados.

PESTO DE CILANTRO

2 tazas de hojas frescas de cilantro ligeramente empaquetadas

⅓ taza de mitades de nueces, tostadas (ver inclinar, sobre)

1 cucharada de cáscara de naranja finamente rallada (de 1 naranja grande)

1 diente de ajo

½ taza de aceite de aguacate

⅛ cucharadita de pimienta de cayena

1. En un procesador de alimentos combine el cilantro, las nueces, la cáscara de naranja y el ajo. Pulse hasta que esté picado en trozos grandes. Con el procesador en funcionamiento, vierte el aceite de aguacate en un chorro fino en el tazón. Sazone con pimienta de cayena.

2. Úselo inmediatamente o congélelo en las porciones deseadas hasta por 3 meses en recipientes bien tapados.

ADEREZOS PARA ENSALADAS

UNA DE LAS FORMAS MÁS SENCILLAS DE COMER PALEO ES ASAR A LA PARRILLA O ASAR UN TROZO DE CARNE Y ACOMPAÑARLO DE UNA GRAN ENSALADA. LOS ADEREZOS EMBOTELLADOS COMERCIALMENTE ESTÁN CARGADOS DE SAL, AZÚCAR Y ADITIVOS. LOS SIGUIENTES ADEREZOS TIENEN QUE VER CON LA FRESCURA Y EL SABOR. GUARDE LAS SOBRAS EN EL REFRIGERADOR HASTA POR 3 DÍAS, O USE UNA VINAGRETA COMO ADOBO.

Vinagreta de cítricos brillante | Vinagreta francesa clásica | Aderezo para ensalada de mango y lima | Vinagreta de Ajo Asado | Aderezo de piñones tostados

VINAGRETA DE CÍTRICOS BRILLANTE

EMPEZAR A ACABAR: 20 minutos rinde: aproximadamente 2 tazas

¼ de taza de chalotas picadas

2 cucharaditas de cáscara de naranja finamente rallada

2 cucharaditas de cáscara de limón finamente rallada

2 cucharaditas de cáscara de lima finamente rallada

½ taza de jugo de naranja natural

¼ taza de jugo de limón fresco

¼ de taza de jugo de limón verde fresco

2 cucharadas de mostaza estilo Dijon (ver receta) o 1 cucharadita de mostaza seca

⅔ taza de aceite de oliva

¼ de taza de perejil, cebollino, estragón o albahaca frescos finamente cortados

½ a 1 cucharadita de pimienta negra

1. En un tazón mediano, mezcle las chalotas, las cáscaras de los cítricos, los jugos de los cítricos y la mostaza estilo Dijon; déjelo reposar por 3 minutos. Batir lentamente en el aceite de oliva hasta que esté emulsionado. Agregue la hierba y la pimienta.

VINAGRETA FRANCESA CLÁSICA

DEBERES: 5 minutos de reposo: 15 minutos hace: aproximadamente 1¼ tazas

6 cucharadas de jugo de limón fresco

3 chalotas, peladas y picadas

1½ cucharadas de mostaza estilo Dijon (ver receta)

1 taza de aceite de oliva

1 cucharada de cebollino finamente cortado (opcional)

1 cucharada de perejil italiano (de hoja plana) finamente cortado (opcional)

2 cucharaditas de estragón fresco finamente cortado (opcional)

1. En un tazón mediano combine el jugo de limón y las chalotas. Deje reposar durante 15 minutos.

2. Batir la mostaza estilo Dijon. Batir lentamente el aceite de oliva en un chorro muy fino hasta que la mezcla espese y emulsione. Prueba la vinagreta. Si está demasiado picante, agregue más mostaza estilo Dijon o aceite de oliva si lo desea.

3. Si lo desea, antes de servir, agregue las hierbas. Al aderezar las verduras para ensalada con vinagreta, agregue pimienta negra recién molida al tazón y mezcle para cubrir. Guarde la vinagreta en un recipiente bien tapado en el refrigerador hasta por 1 semana.

ADEREZO PARA ENSALADA DE MANGO Y LIMA

EMPEZAR A ACABAR: 10 minutos hace: aproximadamente 1 taza

1 mango maduro pequeño, pelado, sin hueso y picado en trozos grandes

3 cucharadas de aceite de nuez o coco

1 cucharadita de cáscara de lima finamente rallada

2 cucharadas de jugo de lima fresco

2 cucharaditas de jengibre fresco rallado

Pizca de pimienta de cayena

1 cucharada de agua (opcional)

1. En un procesador de alimentos o licuadora, combine el mango, el aceite de nuez, la cáscara de lima, el jugo de lima, el jengibre y la pimienta de cayena. Cubra y procese o mezcle hasta que quede suave. Si es necesario, diluya el aderezo con el agua hasta obtener la consistencia deseada. Cubra y almacene hasta por 1 semana en el refrigerador. Si usa aceite de coco, lleve el aderezo a temperatura ambiente antes de usarlo.

VINAGRETA DE AJO ASADO

DEBERES: 5 minutos de asado: 30 minutos de reposo: 2 horas 5 minutos hace: aproximadamente 1¼ tazas

1 ajo de bulbo mediano

¾ taza de aceite de oliva

¼ taza de jugo de limón fresco

1 cucharadita de orégano griego seco, triturado

1. Precaliente el horno a 400 ° F. Corte ¼ de pulgada del extremo estrecho del bulbo de ajo; rocíe con 1 cucharadita de aceite de oliva. Envuelva el ajo en papel de aluminio. Ase de 30 a 35 minutos o hasta que el ajo esté dorado y muy suave. Fresco; voltee boca abajo y exprima los dientes de ajo del bulbo en un tazón pequeño. Triturar hasta obtener una pasta suave.

2. En un tazón mediano combine el jugo de limón y el orégano. Deje reposar durante 5 minutos. Incorpora el aceite de oliva restante. Batir el ajo asado. Deje reposar la vinagreta a temperatura ambiente durante 2 horas antes de usarla o refrigerarla. Conservar en el frigorífico hasta por 1 semana.

ADEREZO DE PIÑONES TOSTADOS

DEBERES: 10 minutos hace: aproximadamente 1 taza

⅔ taza de piñones (4 onzas), tostados (ver <u>inclinar</u>)

1 cucharadita de aceite de oliva

½ taza de agua

¼ taza de jugo de limón fresco

1 diente de ajo picado

¼ de cucharadita de pimentón ahumado

⅛ cucharadita de pimienta de cayena

1. En una licuadora o procesador de alimentos combine los piñones y el aceite de oliva. Cubra y mezcle o procese hasta que quede suave. Agrega el agua, el jugo de limón, el ajo, el pimentón y la pimienta de cayena. Cubra y mezcle o procese hasta que quede suave.

CONDIMENTOS

LA SALSA DE TOMATE, LA MOSTAZA Y LA MAYONESA NO SOLO
SE APRECIAN POR SÍ SOLAS COMO UNTABLES Y SALSAS, SINO
QUE TAMBIÉN SON ELEMENTOS CRUCIALES EN LAS RECETAS
COMO AGENTES AROMATIZANTES Y AGLUTINANTES, PERO LA
SAL, EL AZÚCAR Y LOS CONSERVANTES DE LOS CONDIMENTOS
PRODUCIDOS COMERCIALMENTE NO TIENEN LUGAR EN LO
REAL. PALEO DIET®. LAS SIGUIENTES VERSIONES SON
PERFECTAMENTE PALEO Y LLENAS DE SABOR. NINGÚN VERANO
ESTARÍA COMPLETO SIN UNA BARBACOA EN EL PATIO TRASERO
Y UN POCO DE CARNE A LA PARRILLA AHUMADA, POR LO QUE
TAMBIÉN HEMOS INCLUIDO UNA SALSA BBQ SIN SAL Y SIN
AZÚCAR. HARISSA ES UNA SALSA PICANTE DE TÚNEZ. EL
CHIMICHURRI ES UNA SABROSA SALSA DE HIERBAS DE
ARGENTINA.

Mostaza al estilo de Dijon | Harissa | Ketchup Paleo | Salsa BBQ |
Salsa chimichurri | Paleo Mayo

MOSTAZA AL ESTILO DE DIJON

DEBERES: 10 minutos de reposo: 48 horas hace: 1¾ tazas

¾ taza de semillas de mostaza marrón

¾ taza de jugo de manzana o sidra sin azúcar

¼ taza de vinagre de vino blanco

¼ de taza de vino blanco seco o agua

½ cucharadita de cúrcuma

1 a 2 cucharadas de agua

1. En un tazón de vidrio, mezcle las semillas de mostaza, el jugo de manzana, el vinagre, el vino y la cúrcuma. Cubra bien y deje reposar a temperatura ambiente durante 48 horas.

2. Transfiera la mezcla a una licuadora de alta potencia. * Cubra y mezcle hasta que quede suave, agregando suficiente agua para obtener la consistencia deseada. Si se forman burbujas de aire, deténgase y revuelva la mezcla. Para una textura más suave, presione la mostaza terminada a través de un colador de malla fina.

3. Úselo inmediatamente o guárdelo en el refrigerador en un recipiente bien tapado hasta por 1 mes. (El sabor se suavizará con el almacenamiento).

* Nota: Puede usar una licuadora normal y procesar a alta velocidad; la textura de la mostaza no será tan suave.

HARISSA

DEBERES: 20 minutos de reposo: 20 minutos hace: aproximadamente 2 tazas

8 chiles guajillos, sin tallo y sin semillas (ver inclinar)

8 chiles anchos, sin tallo y sin semillas (ver inclinar)

½ cucharadita de semillas de alcaravea

¼ de cucharadita de semillas de cilantro

¼ de cucharadita de semillas de comino

1 cucharadita de menta seca

¼ taza de jugo de limón fresco

3 cucharadas de aceite de oliva

5 dientes de ajo

1. Coloque los chiles guajillo y ancho en un tazón grande. Agregue suficiente agua hirviendo para cubrir los pimientos. Deje reposar durante 20 minutos o hasta que esté suave.

2. Mientras tanto, en una sartén pequeña combine las semillas de alcaravea, semillas de cilantro y semillas de comino. Tostar las especias a fuego medio durante 4 a 5 minutos o hasta que estén muy fragantes, agitando la sartén con frecuencia. Dejar enfriar. Transfiera las semillas tostadas a un molinillo de especias; agregue menta. Triturar hasta obtener un polvo. Dejar de lado.

3. Escurre los chiles; transfiera los chiles a un procesador de alimentos. Agregue especias molidas, jugo de limón, aceite de oliva y ajo. Cubra y procese hasta que quede suave. Transfiera a un recipiente de vidrio herméticamente cerrado o no reactivo. Almacene en el refrigerador hasta por 1 mes.

KETCHUP PALEO

DEBERES: 10 minutos de reposo: 10 minutos de cocción: 20 minutos de enfriamiento: 30 minutos hace: aproximadamente 3½ tazas

½ taza de pasas

1 lata de 28 onzas de puré de tomate sin sal agregada

½ taza de vinagre de sidra

1 cebolla pequeña picada

1 diente de ajo picado

¼ de cucharadita de pimienta gorda molida

¼ de cucharadita de canela molida

⅛ cucharadita de macis molida

⅛ cucharadita de clavo molido

⅛ cucharadita de pimienta de cayena

⅛ cucharadita de pimienta negra

1. En un tazón pequeño, cubra las pasas con agua hirviendo. Deje reposar durante 10 minutos; drenar.

2. En una cacerola mediana combine las pasas, el puré de tomate, el vinagre, la cebolla, el ajo, la pimienta de Jamaica, la canela, la macis, el clavo, la pimienta de cayena y la pimienta negra. Llevar a ebullición; reducir el calor. Cocine a fuego lento, sin tapar, durante 20 a 25 minutos o hasta que la cebolla esté tierna, revolviendo con frecuencia para evitar que la mezcla se queme. (Tenga cuidado, la mezcla salpicará mientras se cocina).

3. Retirar del fuego. Deje enfriar unos 30 minutos o hasta que esté ligeramente tibio. Transfiera a una licuadora * o procesador de alimentos de alta potencia. Cubra y procese o mezcle hasta obtener la consistencia deseada.

4. Divida entre dos frascos de vidrio limpios. Úselo inmediatamente o congele por hasta 2 meses. Almacene en el refrigerador hasta por 1 mes.

* Nota: Puede usar una licuadora normal, pero la consistencia no será tan suave.

SALSA BBQ

EMPEZAR A ACABAR: 45 minutos rinde: aproximadamente 4 tazas

2 libras de tomates roma maduros, cortados en cuartos a lo largo y sin semillas

1 cebolla dulce grande, cortada en rodajas finas

1 pimiento rojo, cortado por la mitad y sin semillas

2 chiles poblanos, cortados por la mitad y sin semillas (ver inclinar)

2 cucharaditas de condimento ahumado (ver receta)

2 cucharadas de aceite de oliva

½ taza de jugo de naranja natural

⅓ taza de pasas

3 cucharadas de vinagre de sidra

2 cucharadas de pasta de tomate

1 cucharada de ajo picado

⅛ cucharadita de clavo molido

1. En un tazón extra grande combine los tomates, la cebolla, el pimiento dulce, los chiles poblanos, el condimento ahumado y el aceite de oliva. Coloque las verduras en una canasta para asar. Para una parrilla de carbón o gas, coloque la canasta de la parrilla en una rejilla para parrilla directamente a fuego medio. Tape y cocine a la parrilla durante 20 a 25 minutos o hasta que estén muy tiernos y carbonizados, revolviendo ocasionalmente; Retirar de la parrilla y enfriar un poco.

2. En una cacerola pequeña caliente el jugo de naranja hasta que hierva a fuego lento. Retire la cacerola del fuego y agregue las pasas; déjelo reposar durante 10 minutos.

3. En un procesador de alimentos o licuadora combine las verduras asadas, la mezcla de pasas, el vinagre, la pasta de tomate, el ajo y los dientes. Cubra y procese o mezcle hasta que quede muy suave, raspando los lados según sea necesario. Transfiera la mezcla de verduras a una cacerola grande. Llevar a fuego lento; cocine hasta obtener la consistencia deseada.

SALSA CHIMICHURRI

EMPEZAR A ACABAR: 20 minutos rinde: aproximadamente 2 tazas

2 tazas de perejil italiano fresco (de hoja plana) ligeramente empacado

2 tazas de cilantro ligeramente empacado

½ taza de menta ligeramente compacta

½ taza de chalotas picadas

1 cucharada de ajo picado (6 dientes)

⅓ taza de vinagre de vino tinto

2 albaricoques secos sin azufrar, finamente picados

⅛ cucharadita de pimiento rojo triturado

¾ taza de aceite de oliva

1. En un procesador de alimentos o licuadora combine todos los ingredientes. Cubra y mezcle o procese hasta que los ingredientes estén finamente picados y combinados, raspando los lados según sea necesario.

PALEO MAYO

DEBERES: 45 minutos de reposo: 45 minutos hace: 3½ tazas

1 huevo grande o extra grande

1 cucharada de jugo de limón fresco o vinagre de vino blanco

½ cucharadita de mostaza seca

1 taza de aceite de nuez, aguacate o oliva, a temperatura ambiente *

1. Deje reposar el huevo a temperatura ambiente durante 30 minutos.

2. Rompe el huevo en un frasco de vidrio alto y estrecho (un frasco de medio litro de boca ancha funciona bien). Agregue jugo de limón y mostaza seca.

3. Vierta cuidadosamente el aceite. Deje que el huevo se asiente en el fondo del frasco, debajo del aceite.

4. Inserte una licuadora de inmersión y empújela hasta el fondo del frasco. Encienda la energía en alto y déjela funcionar durante 20 segundos sin moverla. La mayonesa comenzará a formarse y subirá hasta la parte superior del frasco. Empiece a levantar lentamente la licuadora hasta que llegue a la parte superior del frasco. Use mayonesa inmediatamente o guárdela en el refrigerador hasta por 1 semana.

Paleo Aïoli (Ajo Mayo): Agregue 1 diente de ajo picado con jugo de limón y mostaza en el Paso 2.

Hierbas Paleo Mayo: Doble 2 cucharadas de hierbas frescas cortadas en mayonesa terminada. Las buenas opciones incluyen cebolletas, perejil, estragón y albahaca, solos o en cualquier combinación.

Wasabi Paleo Mayo: Agregue 1 cucharadita de polvo de wasabi totalmente natural y sin conservantes con el jugo de limón y la mostaza en el Paso 2.

Chipotle Paleo Mayo: Agregue de 2 a 3 cucharaditas de chipotle en polvo con jugo de limón y mostaza en el Paso 2.

* Nota: Si usa aceite de oliva virgen extra, el sabor de la aceituna se notará en la mayonesa. Para un sabor más suave, use aceite de nuez o aguacate.

MEZCLAS DE CONDIMENTOS

ESTAS MEZCLAS VERSÁTILES NO CONTIENEN SAL Y OFRECEN UNA AMPLIA GAMA DE SABORES.

Condimento de hierbas de limón | Condimento mediterráneo | Condimento Mexicano | Condimento ahumado | Condimento de Cajun | Condimento Jerk jamaicano

CONDIMENTO DE HIERBAS DE LIMÓN

EMPEZAR A ACABAR: 5 minutos rinde: aproximadamente ½ taza

6 cucharadas de cáscara de limón seca

1 cucharada de hierbas de Provenza

2 cucharaditas de cebolla en polvo

1 cucharadita de pimienta negra

1. En un tazón pequeño, combine la cáscara de limón, las hierbas de Provenza, la cebolla en polvo y la pimienta. Almacene en un recipiente hermético a temperatura ambiente hasta por 6 meses. Revuelva o agite antes de usar.

CONDIMENTO MEDITERRÁNEO

EMPEZAR A ACABAR: 10 minutos hace: aproximadamente ⅓ taza

2 cucharaditas de semillas de hinojo

1 cucharadita de romero seco

1 cucharada de orégano seco

1 cucharada de tomillo seco

2 cucharaditas de ajo granulado sin conservantes

1 cucharadita de cáscara de limón seca

1. En una sartén pequeña seca, tueste las semillas de hinojo a fuego medio-bajo durante 1 a 2 minutos o hasta que estén fragantes, agitando la sartén de vez en cuando. Retirar del fuego; dejar enfriar unos 2 minutos. Transfiera las semillas a un molinillo de especias; moler hasta convertirlo en polvo. Agrega el romero; muela hasta que el romero esté bien molido. Transfiera el hinojo y el romero a un tazón pequeño. Agregue el orégano, el tomillo, el ajo y la cáscara de limón. Almacene en un recipiente hermético a temperatura ambiente hasta por 6 meses. Revuelva o agite antes de usar.

CONDIMENTO MEXICANO

EMPEZAR A ACABAR: 5 minutos rinde: aproximadamente ¼ de taza

1 cucharada de semillas de comino

4 cucharaditas de pimentón

1 cucharada de ajo granulado sin conservantes

1 cucharadita de orégano seco

½ a 1 cucharadita de chile chipotle molido o pimienta de cayena (opcional)

½ cucharadita de canela molida

¼ de cucharadita de azafrán molido

1. En una sartén pequeña seca, tueste las semillas de comino a fuego medio-bajo durante 1 a 2 minutos o hasta que estén fragantes, agitando la sartén de vez en cuando. Retirar del fuego; dejar enfriar unos 2 minutos. Transfiera las semillas a un molinillo de especias; moler el comino. Transfiera el comino a un tazón pequeño. Agregue el pimentón, el ajo, el orégano, el chile chipotle (si lo usa), la canela y el azafrán. Almacene en un recipiente hermético a temperatura ambiente hasta por 6 meses. Revuelva o agite antes de usar.

CONDIMENTO AHUMADO

EMPEZAR A ACABAR: 5 minutos rinde: aproximadamente ½ taza

¼ taza de pimentón ahumado

4 cucharaditas de piel de naranja seca

2 cucharaditas de ajo en polvo

1 cucharadita de cebolla en polvo

1 cucharadita de clavo molido

1 cucharadita de albahaca seca

1. En un tazón pequeño, combine el pimentón ahumado, la cáscara de naranja, el ajo en polvo, la cebolla en polvo, los clavos y la albahaca seca. Almacene en un recipiente hermético a temperatura ambiente hasta por 6 meses. Revuelva o agite antes de usar.

CONDIMENTO DE CAJUN

EMPEZAR A ACABAR: 5 minutos hace: aproximadamente ⅓ taza

2 cucharadas de pimentón

1 cucharada de ajo en polvo

1 cucharada de cebolla en polvo

2 cucharaditas de tomillo seco, triturado

2 cucharaditas de pimienta blanca

1½ cucharaditas de pimienta negra

1 cucharadita de pimienta de cayena

1 cucharadita de orégano seco, triturado

1. En un tazón pequeño combine el pimentón, el ajo en polvo, la cebolla en polvo, el tomillo, la pimienta blanca, la pimienta negra, la pimienta de cayena y el orégano. Almacenar en un recipiente hermético hasta por 6 meses. Revuelva o agite antes de usar.

CONDIMENTO JERK JAMAICANO

EMPEZAR A ACABAR: 5 minutos rinde: aproximadamente ¼ de taza

1 cucharada de cebolla en polvo

1 cucharada de tomillo seco, triturado

1½ cucharaditas de pimienta gorda molida

1 cucharadita de pimienta negra

½ cucharadita de nuez moscada molida

½ cucharadita de canela molida

½ cucharadita de clavo molido

¼ de cucharadita de pimienta de cayena

1. En un tazón pequeño, mezcle la cebolla en polvo, el tomillo, la pimienta de Jamaica, la pimienta negra, la nuez moscada, la canela, el clavo y la pimienta de cayena. Almacene en un recipiente hermético en un lugar fresco y seco hasta por 6 meses. Revuelva o agite antes de usar.

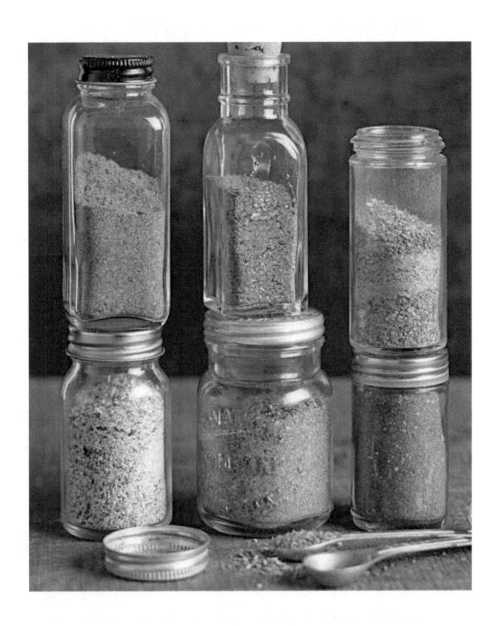

SALSA DE CÍTRICOS E HINOJO

EMPEZAR A ACABAR: 20 minutos rinde: aproximadamente 3½ tazas

1 taza de gajos de naranja * o kumquats en rodajas (2 naranjas pequeñas)

1 taza de gajos de pomelo rojo * (1 a 2 pomelos pequeños)

¾ taza de hinojo raspado ** (aproximadamente ½ bulbo)

½ taza de semillas de granada o pimiento rojo dulce cortado en cubitos

¼ taza de estragón o albahaca fresca picada

¼ taza de perejil fresco picado

¼ de cucharadita de pimienta negra

1. En un tazón grande, mezcle suavemente la naranja, la toronja, el hinojo, las semillas de granada, el estragón, el perejil y la pimienta hasta que se combinen. Sirva la salsa con pescado, mariscos o pollo escalfados o asados.

* Consejo: para segmentar los cítricos, corte la parte superior e inferior de una fruta entera. Coloque un lado cortado sobre una tabla de cortar y use un cuchillo de cocina para cortar la cáscara, siguiendo la curva natural de la fruta. Después de quitar la cáscara, sostenga la fruta sobre un tazón y córtela a ambos lados de las membranas para liberar los gajos en el tazón. Después de quitar los gajos, apriete la membrana sobre el recipiente para extraer el jugo. Deseche la membrana.

** Consejo: para afeitar el hinojo, corte los tallos de un bulbo de hinojo y corte el bulbo por la mitad de arriba hacia abajo. Recorta el núcleo de forma triangular. Con una mandolina o un cuchillo de chef muy afilado, corte el hinojo lo más fino posible.

SALSA CRUJIENTE DE AGUACATE

EMPEZAR A ACABAR: 20 minutos rinde: aproximadamente 1½ tazas

½ cucharadita de cáscara de lima finamente rallada

2 cucharadas de jugo de lima fresco

1 cucharada de aceite de aguacate o aceite de oliva

¼ de cucharadita de comino molido (opcional)

¼ de cucharadita de cilantro molido (opcional)

1 aguacate, pelado, sin semillas y cortado en cubitos *

½ taza de pepino inglés, sin semillas y cortado en cubitos

½ taza de rábanos rojos cortados en cubitos

¼ de taza de cebolletas en rodajas finas

¼ taza de cilantro fresco cortado en tiras

½ a 1 chile jalapeño o serrano, sin semillas y picado (ver inclinar)

1. En un tazón mediano, mezcle la cáscara de lima, el jugo de lima, el aceite y, si lo desea, el comino y el cilantro. Agregue el aguacate, el pepino, los rábanos, las cebolletas, el cilantro y el chile. Revuelva suavemente hasta que esté uniformemente cubierto y combinado.

* Consejo: Para cortar en dados prolijos el aguacate, corte por la mitad y siembre la fruta. Con un cuchillo de cocina pequeño, corte líneas entrecruzadas en la pulpa de cada mitad hasta la piel para crear pequeños cuadrados. Con una cuchara, coloque suavemente la carne cortada en el tazón. Debes tener pequeños cubos de aguacate.

SALSA DULCE DE CEBOLLA Y PEPINO CON MENTA Y CHILE TAILANDÉS

DEBERES: 20 minutos de enfriamiento: 2 horas hace: aproximadamente 1½ tazas

½ de pepino sin semillas, finamente picado

1 cebolla dulce pequeña, finamente picada

1 o 2 chiles tailandeses frescos, picados (ver <u>inclinar</u>), o chiles tailandeses secos, triturados

¼ taza de menta fresca cortada

½ cucharadita de cáscara de lima finamente rallada

2 cucharadas de jugo de lima fresco

2 cucharadas de cilantro fresco cortado en tiras

½ cucharadita de cilantro molido

1. En un tazón mediano combine el pepino, la cebolla, el chile (s), la menta, la cáscara de lima, el jugo de lima, el cilantro y el cilantro. Mezcle suavemente para combinar.

2. Cubra y enfríe durante al menos 2 horas antes de servir.

SALSA VERDE DE PIÑA A LA PARRILLA

DEBERES: 15 minutos a la parrilla: 5 minutos rinde: 4 tazas

½ de piña fresca pelada y sin corazón

10 tomatillos medianos frescos, pelados y cortados por la mitad

½ taza de pimiento verde o rojo picado

¼ taza de cilantro fresco cortado en tiras

3 cucharadas de cebolla morada picada

2 cucharadas de jugo de lima fresco

1 jalapeño, sin semillas y picado (ver inclinar)

1. Cortar la piña en rodajas de ½ pulgada. Para una parrilla de carbón o gas, coloque la piña en una rejilla para parrilla directamente a fuego medio. Tape y cocine a la parrilla durante 5 a 7 minutos o hasta que la piña esté ligeramente chamuscada, volteándola una vez a la mitad de la parrilla. Deje enfriar la piña por completo. Picar la piña; mida 1½ tazas, reservando el sobrante para otro uso.

2. Pica finamente los tomatillos en un robot de cocina con cuchilla para picar. Coloque los tomatillos picados en un tazón mediano. Agregue el pimiento dulce, el cilantro, la cebolla, el jugo de limón y el jalapeño. Agregue las 1½ tazas de piña asada. Cubra y enfríe hasta por 3 días.

SALSA DE REMOLACHA ROJA RUBÍ

DEBERES: 20 minutos para asar: 45 minutos enfriar: 1 hora enfriar: 1 hora hace: aproximadamente 5 tazas de salsa

1½ libras de remolacha pequeña

2 cucharaditas de aceite de oliva

1 pomelo rojo rubí o 2 naranjas sanguinas, seccionadas (ver inclinar) y picado

½ taza de semillas de granada

1 chalota pequeña, finamente picada

1 chile serrano, sin semillas y finamente picado (ver inclinar)

½ taza de cilantro fresco cortado en tiras

1. Precaliente el horno a 400 ° F. Corta la parte superior y los extremos de las raíces de las remolachas; colóquelo en el centro de un trozo grande de papel de aluminio. Rocíe con aceite de oliva. Levante los extremos del papel de aluminio y dóblelo para sellar. Ase durante 45 a 50 minutos o hasta que estén tiernos. Deje enfriar completamente. Pelar y picar finamente las remolachas.

2. En un tazón mediano combine la remolacha picada, la toronja, las semillas de granada, la chalota, el cilantro y el chile serrano. Deje enfriar durante al menos 1 hora antes de servir.

CREMAS Y MANTEQUILLAS

AUNQUE THE PALEO DIET® NO INCLUYE PRODUCTOS LÁCTEOS, HAY OCASIONES EN LAS QUE UN TOQUE DE ALGO FRESCO Y CREMOSO AGREGA MUCHO A UNA RECETA. LA CREMA DE ANACARDOS ES LA SOLUCIÓN. SE PREPARA REMOJANDO ANACARDOS CRUDOS SIN SAL EN AGUA, PREFERIBLEMENTE DURANTE LA NOCHE, Y HACIÉNDOLOS PURÉ CON AGUA FRESCA EN UNA LICUADORA HASTA QUE ESTÉN MUY SUAVES. EL RESULTADO ES INCREÍBLEMENTE VERSÁTIL. PUEDE INFUNDIRSE CON LIMA Y CILANTRO Y ROCIARSE SOBRE TACOS O MEZCLARSE CON CANELA Y EXTRACTO DE VAINILLA Y USARSE COMO ADORNO PARA FRUTAS ASADAS CALIENTES. LA MANTEQUILLA DE PIÑONES ES UN BUEN SUSTITUTO DEL TAHINI EN ADEREZOS Y SALSAS.

Crema de anacardo | Mantequilla de piñones

CREMA DE ANACARDO

DEBERES: 5 minutos de reposo: 4 horas a toda la noche hace: aproximadamente 2 tazas

1 taza de anacardos crudos sin sal

Agua

1. Enjuague los anacardos; escurrir y colocar en un recipiente o frasco. Agregue suficiente agua para cubrir aproximadamente 1 pulgada. Tape y deje reposar a temperatura ambiente al menos 4 horas y preferiblemente durante la noche.

2. Escurrir los anacardos; enjuague con agua fría. Coloque los anacardos en una licuadora de alta potencia * y agregue 1 taza de agua; procese hasta que quede suave, raspando los lados.

3. Guarde la crema de anacardos en un recipiente hermético en el refrigerador hasta por 1 semana.

* Nota: Puede usar una licuadora normal y procesar a temperatura alta; la textura de la crema no será tan suave.

MANTEQUILLA DE PIÑONES

DE PRINCIPIO A FIN: 10 MINUTOS HACE: 1 TAZA

2 tazas de piñones

3 cucharadas de aceite de aguacate

1. En una sartén grande, tueste los piñones a fuego medio durante 5 a 8 minutos o hasta que estén dorados, revolviendo con frecuencia. Déjelo enfriar un poco. Coloque las nueces y el aceite en una licuadora de alta potencia. Procese hasta que quede suave. Almacene en un recipiente hermético en el refrigerador hasta por 2 semanas.

CHIPS DE MANZANA CUBIERTOS DE CHOCOLATE

DEBERES: 15 minutos de horneado: 2 horas de reposo: 1 hora 30 minutos rinde: 6 a 8 porciones

CHOCOLATE ALTAMENTE PROCESADO CARGADO DE AZÚCAR NO ES UN INGREDIENTE PALEO. PERO EL CHOCOLATE HECHO SOLO CON CACAO Y VAINILLA ES PERFECTAMENTE ACEPTABLE. LA DULZURA NATURAL DE LA FRUTA COMBINADA CON EL RICO SABOR DEL CHOCOLATE HACE QUE ESTOS CHIPS FINOS Y CRUJIENTES SEAN UN VERDADERO PLACER.

2 manzanas Honeycrisp o Fuji, sin corazón *

3 onzas de chocolate sin azúcar, como barra de cacao 99% Scharffen Berger, picado

½ cucharadita de aceite de coco sin refinar

¼ de taza de nueces o nueces tostadas finamente picadas (ver inclinar)

1. Precaliente el horno a 225 ° F. Cubra dos bandejas para hornear grandes con papel pergamino; dejar de lado. Con una mandolina, corte las manzanas en rodajas finas transversalmente. Coloque las rodajas de manzana en una sola capa sobre las hojas preparadas. (Debe tener alrededor de 24 rebanadas en total). Hornee las rebanadas de manzana durante 2 horas, dándoles la vuelta una vez a la mitad del tiempo de horneado. Apague

el horno; deje reposar las rodajas de manzana en el horno durante 30 minutos.

2. En una cacerola pequeña caliente el chocolate y el aceite de coco a fuego lento, revolviendo constantemente hasta que quede suave. Rocíe rodajas de manzana con el chocolate derretido. Espolvorea con nueces. Deje reposar a temperatura ambiente aproximadamente 1 hora o hasta que el chocolate esté cuajado.

* Consejo: puede cortar el corazón con un cuchillo de cocina, pero un descorazonador de manzanas facilita mucho este trabajo.

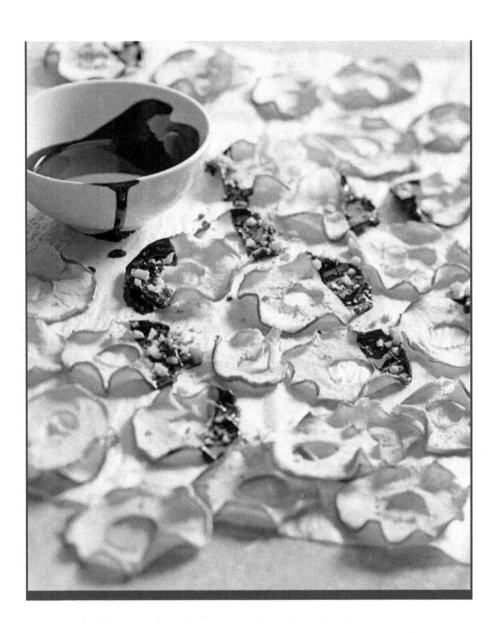

PURÉ DE MANZANA ESTILO CHUTNEY EN TROZOS

DEBERES: 15 minutos de cocción: 15 minutos de enfriamiento: 5 minutos rinde: 4 porciones

LAS VARIEDADES DE MANZANA QUE SE ENUMERAN A CONTINUACIÓN TIENDEN A SER BASTANTE DULCES.EN LUGAR DE TARTALETAS Y SE CONSIDERAN BUENAS MANZANAS CON "SALSA". SI LO DESEA, PUEDE SUSTITUIR ¾ DE TAZA DE TÉ VERDE POR LA SIDRA DE MANZANA Y EL AGUA.

5 manzanas (como Jonathon, Fuji, McIntosh, Braeburn y / o Yellow Delicious)

½ taza de sidra de manzana

¼ de taza de agua

2 anís estrellado

3 tazas de pasas

1 cucharada de vinagre balsámico

½ cucharadita de especias para pastel de manzana

¼ de taza de nueces picadas o nueces tostadas (ver inclinar)

¼ de cucharadita de extracto puro de vainilla

1. Pele y descorazone las manzanas; cortar en trozos de 1 pulgada. En una cacerola grande combine los trozos de manzana, la sidra, el agua y el anís estrellado. Deje que hierva a fuego medio-alto, revolviendo con frecuencia. Reduzca el fuego a bajo. Tape y cocine por 10 minutos.

Agregue las pasas, el vinagre y las especias para pastel.
Tape y cocine de 5 a 10 minutos más o hasta que las
manzanas estén blandas. Retírelo del calor. Destape y deje
enfriar durante 5 minutos.

2. Retire el anís estrellado de la mezcla de manzana. Con un
machacador de papas, triture hasta obtener la
consistencia deseada. Agregue las nueces y la vainilla.
Sirva la manzana tibia o cubra y refrigere por hasta 5 días.

CRUMBLE DE PERA ASADA

DEBERES: 20 minutos de horneado: 15 minutos rinde: 4 porciones

ESTE POSTRE OTOÑAL ES UNA MEZCLA DE TEXTURAS Y TEMPERATURAS. LAS PERAS TIBIAS Y TIERNAS ASADAS AL HORNO SE CUBREN CON UNA CREMA FRESCA DE ANACARDOS CON INFUSIÓN DE NARANJA Y VAINILLA, Y SE TERMINAN CON UNA PIZCA DE CRUJIENTES NUECES ESPECIADAS.

2 peras Anjou o Bartlett maduras y firmes, cortadas por la mitad y sin corazón

2 cucharaditas de aceite de coco o aceite de nuez

1 cucharada de aceite de coco o aceite de nuez

¼ de taza de almendras enteras sin sal, picadas en trozos grandes

¼ taza de pepitas sin sal

¼ taza de coco rallado

¼ de cucharadita de nuez moscada recién rallada

¼ de taza de crema de anacardos (ver receta)

½ cucharadita de cáscara de naranja finamente rallada

¼ de cucharadita de extracto puro de vainilla

Nuez moscada recién rallada

1. Precaliente el horno a 375 ° F. Coloque las peras, con los lados cortados hacia arriba, en una bandeja para hornear; rocíe con las 2 cucharaditas de aceite. Ase unos 15 minutos o hasta que estén suaves. Deje enfriar un poco.

2. Mientras tanto, para el crumble de nueces, en una sartén mediana caliente 1 cucharada de aceite a fuego medio. Agrega las almendras y las pepitas; cocine y revuelva durante 2 minutos. Agrega el coco; cocine y revuelva durante 1 minuto o hasta que las nueces y el coco estén tostados. Espolvorea con ¼ de cucharadita de nuez moscada; revuelva y deje enfriar.

3. Para la salsa, en un tazón pequeño combine la crema de anacardos, la cáscara de naranja y la vainilla. Coloque las peras en platos individuales para servir. Espolvoree con nuez moscada adicional. Rocíe las peras con la salsa y espolvoree con el crumble de nueces.

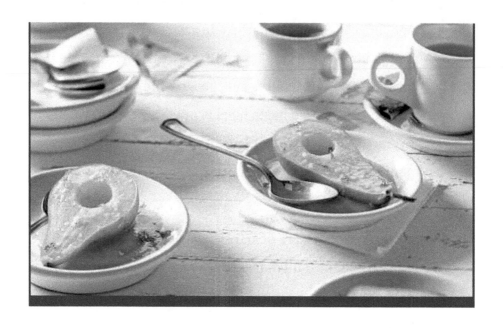

PERAS ESCALFADAS CON TÉ VERDE, JENGIBRE Y PURÉ DE NARANJA Y MANGO

DEBERES: 30 minutos de cocción: 10 minutos rinde: 8 porciones

ESTA RECETA ES UN BUEN EJEMPLO DE UNO EN EL QUE OBTENDRÁ LOS MEJORES RESULTADOS UTILIZANDO UNA LICUADORA DE ALTO RENDIMIENTO. UNA LICUADORA NORMAL FUNCIONARÁ BIEN, PERO UNA LICUADORA DE ALTO RENDIMIENTO HARÁ QUE LA SALSA DE NARANJA Y MANGO SEA TAN SUAVE COMO LA SEDA.

2 tazas de jugo de naranja natural

2 tazas de agua

2 cucharadas de hojas sueltas de té verde o 3 bolsas de té verde

4 peras Bosc o Anjou medianas, cortadas por la mitad a lo largo y sin corazón

2 cucharadas de jengibre fresco picado

2 cucharaditas de cáscara de naranja finamente rallada

2 mangos, pelados, sin semillas y picados

Menta fresca cortada

1. En una cacerola mediana combine el jugo de naranja y el agua. Llevar a ebullición. Retírelo del calor. Agrega el té verde. Deje reposar durante 8 minutos. Cuela la mezcla y devuélvela a la cacerola. Agrega las mitades de pera, el

jengibre y 1 cucharadita de cáscara de naranja. Vuelva a hervir la mezcla; reducir el calor. Cocine a fuego lento, sin tapar, unos 10 minutos o hasta que las peras estén tiernas. Con una espumadera, retire las peras, reservando el líquido de escalfado. Deje que las peras y el líquido se enfríen a temperatura ambiente.

2. En un procesador de alimentos o licuadora combine los mangos, 2 cucharadas del líquido para escalfar y la 1 cucharadita restante de cáscara de naranja. Cubra y procese o mezcle hasta que quede suave, agregando más líquido de escalfado, 1 cucharada a la vez, según sea necesario para alcanzar la consistencia deseada.

3. Coloque 1 mitad de pera en cada uno de los ocho platos para servir; vierta un poco de puré de mango sobre cada porción. Espolvorea con menta fresca cortada.

CAQUIS CON SALSA DE CANELA Y PERA

DEBERES: 20 minutos de cocción: 10 minutos rinde: 4 porciones

LOS CAQUIS ESTÁN GENERALMENTE EN TEMPORADA DE OCTUBRE A FEBRERO, SEGÚN EL LUGAR DONDE VIVA. ASEGÚRESE DE COMPRAR FUYU, NO HACHIYA, CAQUIS. LA PIEL DE LOS CAQUIS FUYU PUEDE SER DURA. SI ES ASÍ, SIMPLEMENTE PÉLELOS CON UN PELADOR DE VERDURAS.

2 peras Bartlett maduras, peladas, sin corazón y picadas

⅓ taza de agua

1 cucharadita de jugo de limón fresco

½ cucharadita de canela molida

1 vaina de vainilla entera

3 caquis Fuyu maduros

⅓ taza de nueces picadas, tostadas (ver inclinar)

⅓ taza de arándanos o grosellas secos endulzados con jugo de manzana

1. En una cacerola pequeña combine las peras, el agua, el jugo de limón y la canela; dejar de lado.

2. Cortar la vaina de vainilla por la mitad a lo largo. Guarde la mitad para otro uso. Con el dorso de un cuchillo de cocina, raspe las semillas de la mitad restante de la vaina de vainilla y agréguela a la mezcla de peras.

3. Cocine la mezcla de peras a fuego medio-bajo durante 10 a 15 minutos o hasta que las peras estén muy suaves, revolviendo ocasionalmente. (El tiempo de cocción dependerá de qué tan maduras estén las peras). Con una licuadora de inmersión, haga puré con la mezcla en la cacerola hasta que quede suave. (Si no tiene una licuadora de inmersión, transfiera la mezcla a una licuadora normal; cubra y mezcle hasta que quede suave). Transfiera a un tazón; cubra y refrigere hasta que esté completamente frío.

4. Para preparar los caquis, corte y deseche los extremos del tallo. Cortar por la mitad horizontalmente y quitar las semillas. Corte los caquis en trozos de ½ pulgada.

5. Para servir, divida el puré de pera en cuatro tazones para servir. Cubra con caquis, nueces y arándanos.

PIÑA A LA PLANCHA CON CREMA DE COCO

ENFRIAR: Preparación 24 horas: 20 minutos Grill: 6 minutos Rinde: 4 porciones

NECESITARÁS PLANIFICAR CON ANTICIPACIÓN UN POCO ANTES DE HACER ESTE SENCILLO POSTRE DE FRUTAS. REFRIGERAR LA LATA DE LECHE DE COCO BOCA ABAJO EN EL REFRIGERADOR DURANTE LA NOCHE PERMITE QUE LOS SÓLIDOS DE LA LECHE DE COCO SE SOLIDIFIQUEN PARA QUE PUEDAS BATIRLOS CON UNA BATIDORA ELÉCTRICA HASTA QUE ESTÉN LIVIANOS Y ESPONJOSOS.

1 lata de 13.5 onzas de leche de coco natural entera (como Nature's Way)

1 piña, pelada, sin corazón y cortada en cuatro aros de 1 pulgada

Jugo de limón fresco

Menta fresca cortada y ramitas de menta (opcional)

1. Refrigere la lata de leche de coco boca abajo durante al menos 1 día antes de que planee servir este plato.

2. Para una parrilla de carbón o gas, coloque los aros de piña en una rejilla para parrilla directamente a fuego medio. Ase a la parrilla durante 6 a 8 minutos o hasta que estén ligeramente carbonizados, dándoles la vuelta una vez a la

mitad de la cocción. Transfiera la piña a una fuente. Rocíe jugo de lima sobre la piña.

3. Para la crema de coco, voltee la lata fría de leche de coco con el lado derecho hacia arriba y abra la lata. Vierta la porción líquida de la leche de coco, reservándola para usarla en batidos o salsas. Transfiera los sólidos de la leche de coco a un tazón hondo para mezclar. Batir con una batidora eléctrica a fuego medio hasta que esté suave y esponjoso, aproximadamente de 5 a 6 minutos. Sirve la piña con una cucharada de crema de coco. Si lo desea, espolvoree con menta fresca cortada y decore con ramitas de menta fresca.

TARTALETAS RELLENAS DE MOUSSE DE COCO Y MANGO

DEBERES: 40 minutos de frío: cocción durante la noche: 6 minutos rinde: 6 tartaletas

ESTAS TARTAS INDIVIDUALES SON UN POCO COMPLICADAS DE HACER, PERO SORPRENDERÁN A SUS INVITADOS, ESPECIALMENTE SI SE TIENE EN CUENTA QUE NO CONTIENEN TRIGO NI CEREALES, AZÚCAR PROCESADA NI PRODUCTOS LÁCTEOS. LAS CORTEZAS DE NUECES Y FRUTOS SECOS Y EL RELLENO DE MOUSSE DE MANGO DEBEN REFRIGERARSE DURANTE LA NOCHE, PARA QUE SE PREPAREN FÁCILMENTE CON ANTICIPACIÓN.

COSTRAS

1½ tazas de nueces de macadamia crudas

1¼ tazas de dátiles Medjool sin hueso, sin azúcar

2 cucharadas de coco rallado sin azúcar

¼ de cucharadita de jengibre molido

¼ de cucharadita de canela molida

⅛ cucharadita de clavo molido

⅛ cucharadita de nuez moscada recién rallada

RELLENO

1½ tazas de mango maduro en cubos

1 cucharadita de cáscara de lima finamente rallada

2 cucharadas de jugo de lima fresco

4 huevos, separados

1 lata de 14.5 onzas de leche de coco entera

¾ taza de trozos de coco, tostados (opcional)

Frambuesas frescas (opcional)

1. Para la base, en un procesador de alimentos o licuadora, o licue las nueces de macadamia hasta que estén finamente molidas. (Tenga cuidado de no procesar en exceso o terminará con mantequilla de nueces). Agregue dátiles, coco, jengibre, canela, clavo y nuez moscada. Procese hasta que los dátiles estén finamente picados, incorporados y la mezcla forme una bola.

2. Divida la mezcla de nueces de manera uniforme en seis porciones. Presione cada porción en un molde para tartas de 4 pulgadas con fondo removible. Cubra las cáscaras de tarta y refrigere durante la noche.

3. Vierta la leche de coco en un tazón pequeño. Cubra y refrigere durante la noche.

4. Para el relleno, en un procesador de alimentos o licuadora, combine el mango, la cáscara de lima y el jugo de lima. Cubra y procese o mezcle hasta que quede suave. Transfiera el puré a un baño María * colocado sobre agua hirviendo. Batir las yemas de huevo. Cocine y revuelva durante 6 a 8 minutos o hasta que la mezcla espese.

Retírelo del calor; enfriar un poco. Cubra y refrigere el relleno durante la noche. (Refrigere las claras de huevo en un recipiente herméticamente cerrado durante la noche).

5. Al día siguiente, saque las claras de huevo del refrigerador y déjelas reposar a temperatura ambiente durante 30 minutos. Retire la capa de crema de coco solidificada de la parte superior de la leche de coco refrigerada. (Reserve el líquido fino para otro propósito).

6. En un tazón mediano, combine la crema de coco y la mezcla fría de mango. Batir con una batidora eléctrica a fuego medio hasta que esté bien combinado; dejar de lado. Lave bien los batidores; secar bien.

7. En otro tazón mediano limpio, bata las claras de huevo a fuego alto hasta que se formen picos suaves, de 4 a 5 minutos. Con una espátula de goma, doble las claras de huevo batidas en la mezcla de coco y mango.

8. Apile el relleno en cáscaras de tarta refrigeradas. Refrigera hasta el momento de servir. Retire con cuidado los lados del molde para tartas empujando hacia arriba la parte inferior de cada tarta. (Los fondos deben permanecer en su lugar para servir). Si lo desea, decore las tartaletas con trozos de coco y frambuesas frescas.

* Consejo: si no tiene baño maría, puede crear uno. Coloque un recipiente de vidrio o acero inoxidable sobre una cacerola con agua hirviendo. El agua no debe tocar el fondo del recipiente, pero debe haber un sello hermético para que el vapor quede atrapado en la sartén y caliente el contenido del recipiente.

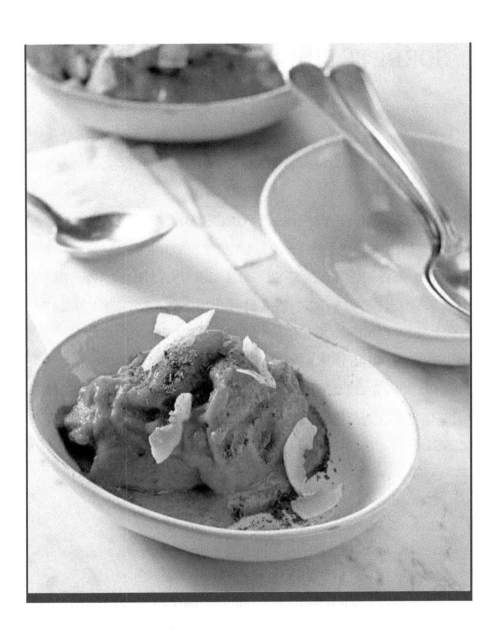

SORBETE SUAVE DE FRAMBUESA Y PLÁTANO

DEBERES: 15 minutos de congelación: 1 hora de enfriamiento: 30 minutos rinde: 4 porciones

PUEDE UTILIZAR FRAMBUESAS CONGELADAS ENVASADAS O PUEDES CONGELAR LAS TUYAS: LAVA Y ESCURRE LAS FRAMBUESAS FRESCAS Y COLÓCALAS EN UNA SOLA CAPA SOBRE UNA BANDEJA PARA HORNEAR CON BORDE GRANDE Y FORRADA CON PAPEL ENCERADO. CUBRA SIN APRETAR Y CONGELE DURANTE VARIAS HORAS O HASTA QUE ESTÉ MUY FIRME. TRANSFIERA LAS FRAMBUESAS CONGELADAS A UN RECIPIENTE HERMÉTICO Y MANTÉNGALAS CONGELADAS HASTA POR 3 MESES.

1 plátano mediano, cortado en rodajas de ½ pulgada

¾ taza de jugo de naranja natural

2½ tazas de frambuesas congeladas sin azúcar

Chocolate rallado sin azúcar (como barra de cacao 99% Scharffen Berger), chips de coco tostados sin azúcar y / o almendras en rodajas tostadas

1. Coloque el plátano en una bandeja para hornear pequeña forrada con papel encerado. Cubra sin apretar con otra hoja de papel encerado. Congele de 1 a 2 horas o hasta que esté completamente firme.

2. Mientras tanto, en una cacerola pequeña hierva el jugo de naranja. Hierva suavemente, sin tapar, de 5 a 8 minutos o hasta que se reduzca a ⅓ de taza. Vierta el jugo en un recipiente resistente al calor. Enfríe de 30 a 60 minutos o hasta que esté frío.

3. En un procesador de alimentos, combine las rodajas de plátano congeladas, el jugo de naranja reducido y las frambuesas congeladas. Cubra y procese hasta que esté bien combinado pero aún congelado, dejando de revolver con frecuencia. El sorbete quedará muy espeso. Vierta inmediatamente en tazones para servir fríos. Servir inmediatamente. (O coloque los tazones llenos en el congelador hasta el momento de servir; deje reposar a temperatura ambiente durante 5 minutos antes de cubrir y servir). Espolvoree el sorbete con chocolate, chips de coco y / o almendras justo antes de servir.